행복한
꿀잠

행복한
꿀잠

이동연 지음

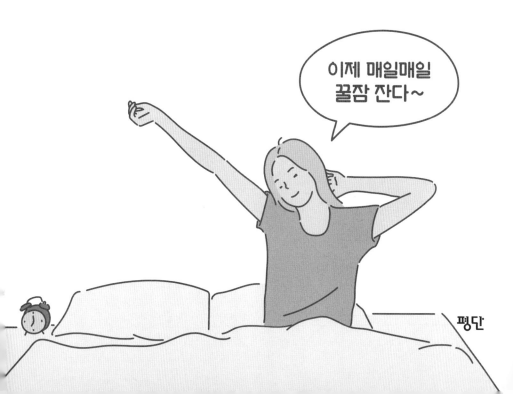

이제 매일매일
꿀잠 잔다~

평단

숙면이 성공을 부른다

기계가 아닌 모든 인간은 잠을 자야 하는데, 왜 이 시간이 어떤 이에게는 힘겹고 어떤 이에게는 꿀처럼 다디달까?

오랫동안 수면 불만족에 시달린 사람들은 평생 단잠 한번 자 보는 게 소원이라고까지 말한다.

잠들 때의 아련하고 아득한 기분과 잠에서 깰 때의 개운한 기분은 세상 무엇과도 바꿀 수 없는 것이다. 수면의 역설 중 하나는 우리 삶의 조건은 나날이 편리해지는데 수면에 만족하지 못하는 사람들은 계속 늘어간다는 사실이다. 인체의 신비가 밝혀지고 있고, 쾌적한 환경 덕에 역사상 어느 때보다 안락한 잠자리를 갖추고도 깊은 잠을 자지 못했다고 하소연하는 사람들이 급증하고 있다.

왜 그럴까?

인간의 수면 메커니즘에 대해 올바로 이해하려면 과학적인 접근과 더불어 개개인의 실제 경험이 뒷받침되는 검증 과정을 거쳐야 한다. 그것은 수면이란 인류 진화의 역사와 함께해 왔기 때문이다. 이런 측면에서 개인의 수면 현상을 도식화하거나 상황에 귀속시키는 행위는 바람직하지 않다.

일단, 수면 상황과 수면 만족이 일시적 상관관계는 있을 지언정 근본적인 관계는 아니라는 점만은 분명히 해두자. 이 책의 전반적인 방향은 잠과 한 개인의 상황적 조건은 크게 상관관계가 없다는 것이다.

따라서 누구나, 어디서든 꿀 같이 다디단 잠을 잘 수 있다. 개개인의 건강은 우선 각자가 지켜야 하듯 잠도 스스로 잘 자야 한다. 잠을 잘 자는 사람들은 세상살이가 아무리 번잡해도 잠드는 그 순간은 복사꽃 활짝 핀 과원으로 가는 듯한 황홀경에 빠진다.

우주는 인간을 죽이기 위해 막강한 힘을 휘두를 필요가 없다. 한 방울의 물과 증기만으로도 충분하다. 그러나 파스칼의 말처럼 인간은 그런 우주를 사유思惟할 수 있다. 그런 면에서 인간이 위대하다. 잠 또한 대단히 사유적이다. 즉, 우주의 의미를 어떻게 해석하느냐에 따라 우주의 가치가 달리 보이듯 잠에 대한 만족 여부도 개인의 태도 여하에 따라 크게 달

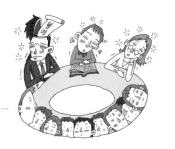

라진다. 당신이 잠을 어떻게 보느냐에 따라 잠은 당신의 충실한 노예가 되기도 하고, 반대로 당신을 괴롭히는 폭군이 되기도 한다.

잠이란 잠을 위한 것이 아니고, 자고 난 후의 창의적 활동을 위한 것이다. 잠을 잘 못 자면 운동 기능의 20%, 인지 기능의 30% 이상이 떨어지게 된다. 결국 단잠 없이는 성공도 없고, 성공한 후에도 숙면을 해야 인생이 행복하다.

이 책을 쓰게 된 동기는 직접 잠들지 못하는 고통을 경험해 보았기 때문이다. 한밤중에 잠자리에서 뒤척이는 고통은 당해 본 사람만이 안다. 이 고통을 극복하기 위해 수면의학 등 온갖 잠을 잘 자게 해 준다는 이론서들을 뒤졌으나 큰 효과를 보지 못했다. 보통 수면이론에서는 푹신푹신하고 부드러운 이불이나 베개, 조용한 침실이 있어야 한다든지 과도한 스트레스를 받지 않아야 한다는 등 여러 조건들을 많이 언급한다.

그렇다면 완벽한 숙면 조건을 갖추는 것이 과연 가능한 일일까? 숙면 조건을 생각할 수조차 없는 상황에 처했던 사람들은 어떻게 살았을까? 이러한 고민 끝에 내린 결론은, 푹 자는 것이 인간의 외부 환경에 달린 것이 아니라는 점이다.

잠자리가 불편해서 못 잔다고? 회사에서 해고될지도 모른다는 불안감에 잠이 잘 안 온다고? 내일이면 내 운명이 어떻게 될지 몰라서 잘 수가 없다고? '… 때문에 잠을 잘 못 잔다'는 말은 거짓말이다. 인간은 '… 임에도 불구하고' 잠만큼은 잘 자게 되어 있는 존재이다. 제2차 세계대전 때 연합군의 참전으로 패색이 짙어가는 상황에서도 히틀러는 잘 잤다. 인생의 8할을 말 위에서 보냈다는 칭기즈칸도 그렇다.

잠을 잘 자는 데는 특별한 이유가 없다. 오히려 잘 자려면 무엇과 무엇을 해야 한다며 조건을 많이 달수록 잠을 잘 못 자게 된다. 잘 자는 사람들의 특징은 어디를 가도, 어떤 일에도 크게 놀라지 않는 태도에 있다. 이들은 위급한 일을 당하면 일시적으로 당황하기는 하지만 곧 자기를 다스릴 줄 안다.

일시적으로 잠을 자지 못하는 것은 누구에게나 흔한 일이다. 그러나 잠을 잘 자는 사람이라면 짧은 시일 내에 회복을 한다. 또 그런 사람이 결국 성공한다.

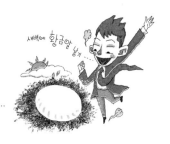

　"호랑이에게 물려 가도 정신만 차리면 산다"는 말처럼 아무리 큰 시련이 닥쳐도 잠만 잘 자면 이겨낼 수 있다. 이 책은 잠을 잘 자는 데는 별다른 조건이 없다는 전제에서 출발하고 있다.

　공사판 노동 현장에서 일해 본 경험이 있는 필자는 점심 식사 후 근로자들과 함께 시멘트와 모래로 뒤범벅된 채 시멘트 바닥에서 땀을 흘리며 다디달게 잔 기억이 있다.

　잘 자는 것과 외부 조건은 아무런 상관이 없다. 당신이 사는 곳이 도시의 넓은 저택이든 한적한 시골집이든 중요하지 않다. 또 당신이 방금 직장에서 구조조정을 당해 앞날이 캄캄해졌어도, 소망하던 국가고시에 합격을 하여 감격에 차 있어도 틀림없이 잠은 푹 잘 수 있다.

　어디서나 푹 자는 것은 어느 인간에게나 주어진 최고의 천부적 권리이다. 오늘 무슨 일을 겪었든 당신은 밤에 푹 자고 다음 날 아침에 생기 있는 모습으로, 만나는 사람들에게 '좋은 아침!'이라는 인사말을 건네게 될 것이다.

CONTENTS

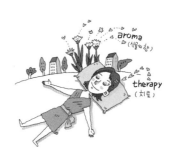

2장 잠, 부드럽게 다뤄라

잠, 아는 만큼
누릴 수 있다

수면은 침묵의 동반자.
문제가 있거든 내일 생각하라.

로렌조 그라시안(스페인 작가)

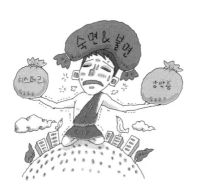

누구나
푹 잘 수 있다

내 수면제, 수면제 어디 있어!

오랜만에 친구들과 함께 강화도에 들렀다. 낮에는 삼국시대 때의 절들을 둘러보기로 했다. 다른 절을 둘러보기 전에 평소 절친하게 지내는 스님이 계신 백련사를 먼저 찾았다. 백련사의 차 맛과 향은 언제나 일품이었다. 우리는 차향에 잠시 취해 있다가 여러 문화유산을 둘러보고 숙소로 갔다.

다들 잠잘 생각은 하지 않고 실컷 이야기를 나누고 있는데 어디서 코를 고는 소리가 들렸다. 작가로 활동하는 P가 옆 소파에서 코를 골며 자고 있었다. 얼마나 깊은 잠에 빠졌는지 친구들이 코를 잡아당기고 머리를 쥐어박으며 장난을 쳐도 깨어나지 않았다.

'아니, 이상하다? 분명히 그는 언제부턴가 사람들을 만날

때면 수면 장애가 있다고 호소하면서 힘겨워했는데…….'

지금 보니 정말 잘 자고 있었다. P는 수면 장애가 있다고 호소한 다음부터는 말수가 줄어들었다. 만나면 습관처럼 하는 말이 어젯밤 한숨도 못 잤다는 것이었다. 그는 대중교통 수단이든 승용차든 가리지 않고 타기만 하면 무작정 잠들려고 애썼다. 강화도로 가는 차 안에서도 계속 꾸벅꾸벅 졸았다. 그렇게 억지로라도 잠을 더 자 보려고 안달이 난 사람처럼 보이던 그가 지금은 너무도 깊은 잠에 빠져 있는 것이다.

친구 K가 P에게 '방에 들어가서 편히 자라'며 일으켜 앉히자 P가 벌떡 일어나며 말했다.

"어이, 내 수면제 어디 있어? 수면제를 먹어야 자지. 나 참, 자야 하는데 잠이 안 와 미치겠어."

그러고서는 주머니를 뒤져 수면제 몇 알을 삼키더니 그대로 잠이 들었다.

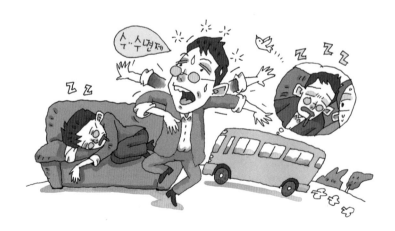

그날 보니 P는 잠을 잘 자는 사람이었고, 이는 누가 봐도 그랬다. 그런데 본인만 잠을 못 잔다고 느끼는 것이다. 일종의 수면강박증이었다. 수면강박증은 보편타당한 객관성을 무시하고 자신의 주관적 느낌에 치우치다가 발생하는 경우가 많다. P처럼 잘 자면서도 그렇지 못하다고 의식적으로 자기를 괴롭히는 사람이 많다는 것이다. 그들은 더 이상 자기를 괴롭히지 말아야 한다.

강박증*은 맹신과 마찬가지로 주변의 합리적이고 논리적인 설득이 잘 통하지 않는다. 스스로 깨닫는 것만이 최고의 치료책이다.

P는 그날 진실을 깨달았다. '나는 잘 자면서도 잘 자야 한다는 강박관념 때문에 잠을 못 자고 있다고 착각하고 있었구나.' 그 후로 P는 수면강박증에서 완전히 해방되었다.

강박증

본인이 원하지 않는데도 마음 속에 어떠한 생각이나 장면 혹은 충동이 반복적으로 떠올라 이로 인해 불안을 느끼고, 그 불안을 없애기 위해 반복적으로 일정한 행동을 하는 질환.

렘수면

역설수면paradoxical sleep이라고도 하며, 잠을 자고 있는 듯이 보이나 뇌파는 깨어 있을 때의 알파파를 보이는 수면 상태. 보통 안구가 빠르게 움직이고 꿈을 꾸는 경우가 많다.

수면의 5단계

수면sleep cycle은 크게 비非렘수면Non-REM sleep이라고 하는 정수면(약 70~90분)과 렘수면rapid eye movement*이라고 하는 역설수면逆說睡眠(약 20~30분)의 두 단계로 나뉜다. 정수면은 얕은 잠인 1~2단계와 깊은 잠인 3~4단계를 거쳐 마지막으로 역설수면 단계로 넘어간다.

1~2단계의 수면은 '거의 깨어 있는 상태almost awake'로 3~4 단계의 깊은 숙면을 위한 워밍업 단계이다. 3~4단계의 숙면이 끝나면 마지막으로 렘수면에 도달한다. 1~5단계까지 보통 90~120분 정도 걸리며, 하룻밤에 3~5차례 반복된다.

수면 단계에 따라 뇌파가 달라진다. 뇌파의 종류에는 델타δ파(0.5~4Hz), 세타θ파(4~7Hz), 알파α파(8~15Hz), 베타β파(15~30Hz), 감마γ파(30Hz 이상)라는 다섯 가지가 있다.

델타파는 젖먹이나 유아 또는 깊이 잠든 성인에게서 나타

성인의 수면뇌파

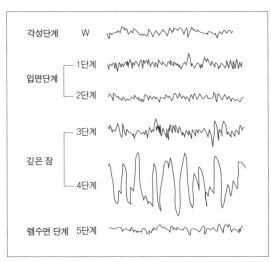

- 각성기·입면기·중등 수면기·깊은 수면기·역설 수면기는 후루히마의 분류
- W·1·2·3·4·5·1-REM은 디멘트와 클라이트만의 분류

나고, 세타파는 최면 상태나 잠들기 직전에 보인다. 알파파는 명상할 때나 편안히 쉴 때 나타나는 안정된 뇌파이다. 또 활동할 때 나타나는 파동은 베타파이며, 일명 스트레스파라고도 한다. 베타파에서는 행동이 민첩하나 두뇌활동은 알파파에 비해 저하된다. 감마파는 정신지체 장애에서 주로 나타나는 뇌파이며, 머릿속에 온갖 생각들이 뒤엉켜 갈피를 못 잡거나 괴로움에 몸부림칠 때도 잠시 나타난다.

신비한 15분의 비밀

"매일 7, 8시간은 자야 한다", "잠이 안 오면 억지로 자지 말고 가볍게 움직여라", "잠자리가 좋아야 잠을 잘 잔다."

이런 주장은 수면 전문가라는 사람들로부터 시작해 일반 사람들까지 누구나 흔히 하는 말이다. 표면적으로 맞는 말 같으나 실제는 그렇지 않다.

수면에는 개개인마다 다른 면과 인류 공통적인 면이 있다. 수면 시간, 수면 조건 등은 백인백색百人百色으로 각기 다르나 숙면의 원리는 모든 사람이 똑같다. 마치 하늘에 떠 있는 달이 초승달, 반달, 보름달 등 때마다 다른 모습으로 보이지만 우리 눈에만 달리 보일 뿐 달의 본체는 똑같은 것과 같다.

평소 지독한 불면 증세가 있는 사람이 의사를 찾았다. 종합검진을 받았으나 별 이상이 없자 의사는 다음과 같이 권유

수면 단계

1단계 (입면 단계)	· 얕은 잠의 단계로, 깨우면 금세 일어난다. · 전체 수면 시간의 2~5% 정도를 차지한다. · 각성 상태인 의식이 서서히 수면 상태로 옮아간다. · 생각을 연결하는 끈이 느슨해지면서 온갖 연상과 단상이 머릿속을 스친다. · 머리만 닿으면 잠드는 사람들은 이 단계가 30초 내외이며, 보통 7분 정도로 본다. · 잠을 청하면 활동할 때 나타나던 16~30Hz가량의 베타파는 사라진다. · 베타파는 빠른 파동을 보인다고 해서 속파速波, rapid wave라고도 한다. · 입면 단계에서는 점차 뇌파가 느려지면서 베타파가 먼저 사라지고 휴식이나 이완 때 보이는 8~12Hz의 알파파와 4~7Hz의 세타파가 불규칙하게 활동한다.	
2단계 (입면 단계)	· 얕은 잠의 단계에서 서서히 꿈이 사라지면서 완만하게 보통 깊이의 수면 단계로 진행한다. · 전체 수면 시간의 45~55% 정도이다. · 보통 깊은 잠에 들면서 알파파는 없어지고 세타파가 나타난다.	
3단계 (깊은 잠)	· 세타파가 줄어들고 뇌파의 진폭이 큰 델타파 (0.1~3Hz)가 나타난다. · 델타파의 출현 정도는 30~50%이다. 전체 수면 시간의 4~6% 정도이다.	전체 수면 시간의 10~20%를 차지한다. 이때 뇌가 완전히 쉬는 시간은 하룻밤에 15분 정도이다.
4단계 (깊은 잠)	· 델타파가 50% 이상으로 많아진다. · 파동이 느린 델타파는 서파徐波, slow wave라고도 한다. 전체 수면 시간의 12~15% 정도이다.	
5단계 (렘수면 단계)	· 1단계에서 4단계까지 걸리는 90분 정도의 시간이 지나면 5단계에서는 뇌파가 다시 활발해져 알파파와 베타파가 나타난다. · 역설수면이라고도 하며 전체 수면 시간의 20~25% 정도이다. · 안구를 불규칙하게 움직이며 잠꼬대를 하기도 한다. · 몸은 깊이 잠들어 있는데 뇌의 일정 부분이 깨어 있는 신비한 수면 현상이다. · 이때 흔들어 깨우면 막 꿈을 꾸고 있었다고 말한다.	

했다.

"고민거리는 침대에 가지고 가지 마세요."

"잘 압니다. 그러나 어쩔 수 없습니다. 아내가 꼭 잠자리를 같이 하려 하거든요."

"……."

최적의 수면 조건은 사람마다 다르다. 아내와 같이 자야 잘 잔다는 사람, 각방을 써야 잘 잔다는 사람, 태산 같은 고민을 안고도 잘 자는 사람, 아무 걱정 없어도 못 자는 사람 등 제각각이다. 이런 측면에서 보면 수면 시간이나 수면 조건, 수면 방법 등은 표면적일 뿐 본질적인 것은 아니라는 사실을 알 수 있다.

표면적인 것은 얼마든지 바꿀 수 있다. 수면의 본질은 다른 데 있다. 이것을 이해하기 위해서는 수면은 양이 아니라 질의 문제임을 명심해야 한다. 적게 자더라도 달게 자는 잠이 보약이다. 하루에 얼마를 자느냐보다 얼마나 잘 잤느냐가 중요하다. 앞의 표에서 보듯이 수면의 질은 뇌가 완전히 쉬는 15분을 어떻게 확보하느냐에 달려 있다. 아니, 그것보다 더 중요한 것은 15분 동안 숙면을 취한 사실을 받아들이느냐 거부하느냐이다.

뇌파가 평평한 완전수면 상태는 7시간을 자든 하루 종일 자든 간에 15분 정도에 불과하다. 필자가 자주 가는 식당의 아줌마는 하루에 3~4시간만 자고도 팔팔하다고 한다. 그분의 어머니도 그렇게 건강하게 사셨다는 것이다. 반면 하루에 8시간 이상씩 자고도 잘 잔 것 같지 않다고 불평하는 사람들이 많다. 이는 수면에 대한 인식의 차이 때문이다.

충분히 잠을 자고도 만족하지 못하는 사람들은 수면 시간에 집착한다. 수면의 질은 수면 시간과도 관계가 없고, 수면의 깊이에 대한 느낌과도 큰 관계가 없다. 오히려 수면에 대한 그런 식의 오해가 쾌적한 수면을 방해한다.

수면 시간과 수면의 질이 다르다는 데는 모두 동의할 것이다. 그러나 수면의 깊이에 대한 느낌과 실제 수면의 질이 다르다는 말은 무슨 뜻인가? 깊은 수면, 즉 15분간 잠든 그 상태는 자고 있는 본인이 알 수 없다는 뜻이다.

먼저 불면증이 있는 사람의 수면 패턴을 살펴보자. 그들은 수면 1단계인 입면 상태에서 온갖 생각이 떠오른다. 평소보다 더 생생한 어떤 이미지, 감히 생각하지도 못했던 공상도 떠오른다. 이것은 꼭 불면증이 있는 사람뿐만 아니라 보통 사람도 가끔 경험할 수 있다. 단지 자신에게 수면 장애가 있다고 생각하는 사람들은 입면 단계에서 겪는 이러한 공상에 더 지나치게 주의를 기울인다. 그러다가 결국 깊은 잠을 잔다. 그 후 다시 눈을 뜨고 나서는 깊은 잠이 든 상태는 잊어버리고, 머릿속에 떠올렸던 입면 단계의 공상과 렘수면 단계의 꿈만 기억하고 잠을 못 잤다고 불평한다. 그러면 옆에서 자는 모습을 지켜본 사람들에게 "코까지 골면서 정신없이 자던데, 무슨 소리냐"라는 핀잔을 듣는다. "어젯밤 한숨도 못 잤다"고 말하는 사람이 자고 있을 때 뇌파EEG; Elctroencephalogram를 검사해 보면 깊이 잘 때 나타나는 델타파가 충분히 나타나는 경우가 많다.

수면은 얕은 잠의 단계인 1, 2단계를 지나 서서히 큰 진폭의 델타파가 나오는 깊은 잠의 단계를 거치면 꿈을 꾸는 렘수면으로 끝나고, 다시 얕은 잠을 자는 단계로 돌아간다. 이런 수면 사이클은 하룻밤에도 여러 번 반복된다. 잠이 잘 안 온다고 불평하고 고민하는 사람들은 꼭 얕은 잠의 단계에서 떠올린 공상과 렘수면 단계의 꿈을 붙들고 밤새 잠이 안 와서 뒤척였다고 말한다. 이것은 객관적으로는 잠의 질이 대단히 좋은데 주관적으로 안 좋다고 판단해서 스스로 깊은 잠을 잘 못 잤다고 착각하는 경우이다. 그들의 뇌파를 측정해 보면 깊은 잠에서 나타나는 델타파가 충분히 나타난다. 잘 자고서도 못 잤다며 스스로를 괴롭히는 전형적인 경우이다.

누구나 15분 정도는 잘 잔다. 그렇다면 잘 잤거나 못 잤다는 느낌은 있는데, 왜 잘 잤다는 기억은 없을까? 그것은 당연하다. 잠을 잘 잔 15분은 우리의 의식을 떠난 상태이기 때문이다.

정말로 잠을 오래 못 잔 사람은 얕은 잠의 단계를 거치지 않는다. 수면 실험실에서 다섯 사람을 대상으로 일주일간 잠을 전혀 자지 않게 했다가 나중에 자게 했더니 다섯 명 모두 입면 단계인 1, 2단계를 건너뛰고 바로 3, 4단계인 깊은 잠에 빠져들었다.

얕은 잠인 입면 단계의 공상 때문에 잠을 잘 못 잔다고 불평하는 사람들 가운데에는 자신도 모르게 자기에게 속고 있는 사람이 많다. 당신이 자리에 누웠는데 온갖 공상이 떠올라 정신이 더 맑아진다면 당신의 뇌는 충분히 숙면을 취했다는 반증이다. 우리가 의식할 수 없는 깊은 잠의 15분간을 기억해내고 잠을 잘 잤다고 느끼려 한다면 그것이 곧 불면 노이로제로 나아가는 지름길이 된다.

수면의 메커니즘을 이해한다면 불면증을 호소하는 사람들이 어느 지점에서 의식적으로 자아를 묶고 있는지를 알 수 있다. 수면 1~2단계인 입면 단계만 의식해 매달리는 사람들이 스스로 중증 불면증이라고 착각하기 쉽다. 또 수면 5단계인 렘수면 중에 꾼 꿈을 기억하려고 애쓰는 사람은 자신을 경중 불면증이라고 착각하기 쉽다. 이런 불면증은 일종의 노이로제이다. 불면 노이로제의 해법은 잘 잔 15분을 애써 기억하려는 것을 포기하는 것이다. 잘 잔 15분을 기억하는 사람은 아무도 없다. 숙면에 있어서 15분은 정말 신비한 시간이라고 할 수 있다.

일종의 플라시보효과placebo effect[*]가 수면에도 작동한다. 통증에 시달리는 사람

플라시보효과

위약효과라고도 하며, 약효가 전혀 없는 가짜 약을 진짜 약으로 가장하여 환자에게 복용하도록 했을 때 환자의 병세가 호전되는 효과를 말한다. '플라시보'란 말은 '마음에 들도록 한다'는 뜻의 라틴어로, 가짜 약을 의미한다.

에게 밀가루로 만든 약을 진통제라고 주면, 실제로 진통 효과가 나타난다. 플라시보효과는 미신이나 종교 분야에서처럼 불면 증세에서도 잘 나타난다. 분명히 잘 잤는데도 못 잤다고 믿게 되면 정말 잠을 못 잔 사람의 증세가 나타나는 것이다.

이 말을 꼭 기억하라. "세상에 불면은 없다. 불면 증세만 있을 뿐이다."

오늘 당신이 잠을 푹 잘 수 있는 첫 번째 방법은 얼마나 잘 잤는지를 기억해내려고 하지 않는 것이다. 혹시 내일 아침에 일어날 때 별로 컨디션이 좋지 않더라도 당신의 입으로 잘 잤다는 느낌을 표현하라.

"아, 참 잘 잤다!"

"어젯밤은 정말 푹 잤어. 아, 개운하다."

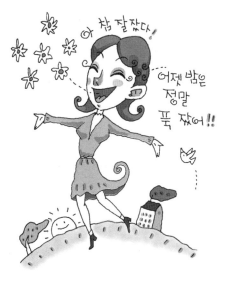

일어나자마자 습관처럼 스스로 말하라. 잘 잔 기억이 없더라도 그렇게 말하라. 억지로 어젯밤 어떻게 잤는지를 되새기려 하지 마라. 어젯밤 당신의 뇌는 당신도 모르게 깊이 안식을 취했다. 깊이 잤다는 것을 기억하려고 하지 말고, 몇 마디 말로 스스로 잘 잤다

고 느껴라. 실제로 당신은 지난밤에 잘 잤기 때문이다.

밤새 꿈꾸느라 잠을 제대로 못 잤다고요?

수면 1~4단계인 비렘수면에서는 낮에 지친 신체와 뇌를 쉬게 해 주고, 수면의 5단계인 렘수면은 중추신경계를 회복시켜 준다. 매우 중요한 학습 후에는 렘수면이 증가하여 중추신경계의 단백질 합성과 신경전달물질의 활성을 촉진한다.

안구가 빠르게 움직이는 렘수면의 80%는 꿈을 꾼다. 그래서 렘수면을 꿈수면이라고도 한다. 렘수면은 잠을 자면서도 깨어 있을 때의 뇌파인 알파파를 보인다고 하여 역설수면이라고도 한다.

비렘수면에 든 지 90분쯤 지나면 첫 렘수면이 시작되어 몇 분간 계속된다. 이것은 하룻밤에 3~5차례 되풀이되면서 새벽에 집중적으로 나타난다. 또 렘수면을 취하는 동안에는 숨 쉬는 것이 빨라지며, 뇌에 흐르는 피가 증가하면서 생생한 꿈을 꾸게 된다.

렘수면인 역설수면은 비렘수면인 정수면과는 상당히 대조적이다. 뇌는 정수면일 때보다 역설수면일 때 더 활발한데, 신체는 휴식 중이나 두뇌는 활발하게 움직이고 있는 것이다. 역설수면 중에는 눈동자가 움직이는 것은 물론이고 고막이 천둥소리를 들을 때처럼 심하게 떨린다. 손가락과 발가락도 깨어 있는 것처럼 활발히 움직인다.

그러나 팔, 다리 등 다른 근육들은 마비된 것처럼 완전히 이완된 상태가 되는데, 뇌의 척수에서 역설수면 동안 몸이 크게 움직이지 못하게 막고 있기 때문이다. 정수면 상태에서는 앉아서도 자고 서서도 잔다. 그러나 역설수면에서는 몸이 풀어지면서 눕게 된다.

보통 하룻밤 전체 수면 시간의 75%가 정수면, 25% 정도가 렘수면 시간이다. 렘수면 시간은 초저녁보다 점차 새벽으로 가면서 늘어난다. 즉, 아침이 가까워질수록 3~4단계의 수면은 줄고 1~2단계의 수면과 꿈이 많아진다. 새벽 이후에는 대뇌가 완전히 잠드는 시간이 상대적으로 줄어드는 셈이다.

수면 사이클의 초기에는 10분을 넘지 않았던 렘수면 시간이 새벽에는 점차 15~30분까지 늘어난다. 정수면은 대개 일정하기 때문에 수면 시간이 길어진다는 것은 역설수면 시간이 길어진다는 뜻이다. 따라서 무조건 많이 잔다고 뇌에 도움이 되는 것은 아니다. 그렇다고 렘수면이 불필요한 것은 아니다. 정수면에서 몸이 회복된다면 렘수면에서는 뇌 속에 들어온 정보가 정리되며 뇌가 회복된다.

깊은 숙면 단계에 있는 사람을 깨우면 렘수면 단계를 거치지 않아 뇌가 아직 완전히 회복되지 않았기 때문에 일어나기가 힘들고 그날의 컨디션도 상쾌하지 않게 된다. 렘수면이 충족되어야 낮에 생기는 졸음 증세도 나타나지 않는다.

사람이 잠들 때와 깰 때의 신체 메커니즘은 정반대로 움직인다. 잠들 때는 자리에 누우면서 움직이던 손과 발이 먼저 쉬고, 다음으로 안구가 움직이다가 쉬며, 마지막으로 뇌가 쉬면서 서서히 잠이 든다. 그러나 일어날 때는 그 반대이다. 먼저 뇌가 깨어나고, 안구가 움직이다가 손과 발이 움직이며 일어난다. 이처럼 기상할 때는 뇌가 가장 먼저 깨어서 생생한 꿈을 꾼다. 이때 꿈에서 기분 나쁘게 헤매게 되면 잠을 푹 잤다는 느낌을 갖지 못할 때가 있다.

악몽을 심하게 꾸었다고 해서 잠을 못 잔 것은 아니다. 느낌과 사실은 다를 때가 대단히 많다. 당신이 어제 밤새 꿈꾸느라 잠을 못 잤다고 말한다면 그것은 느낌일 뿐 사실이 아니다. 당신은 잠을 잘 잤고, 새벽에 꿈을 잠시 꾸었을 뿐이다.

불면증은 실체 없는 허상이다

할리우드 최고의 섹시 스타인 안젤리나 졸리가 어느 날 뉴욕의 어느 영화 시사회장에 아름다운 드레스를 입고 들어섰다. 우아하고 세련된 옷을 입은 그녀가 들어서자 사람들은 그녀의 드레스가 적어도 2만 달러는 넘을 거라고 생각했다. 그러나 졸리가 입은 옷은 로스앤젤레스의 빈티지vintage 가게에서 산 26달러짜리 옷이었다.

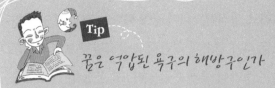

꿈은 억압된 욕구의 해방구인가

　　정신분석학의 창시자인 프로이트는 《꿈의 해석》에서 꿈은 현실에서 해소하지 못한 본능을 해소하는 기능을 한다고 말했다. 또 꿈에 나타난 막대기는 남성의 성기, 동굴은 여성의 성기를 상징한다고 했다. 그러나 인지심리학에서는 막대기를 분노의 표출로, 동굴을 회피의 심리로 이해한다.

　　한편, 동양에서는 용이나 돼지 꿈을 출세와 벼락부자의 징조로 여기고 있으나 서양에서는 악한 시련이 다가올 징조로 본다.

　　이처럼 어떤 심리학이냐, 어느 문화권이냐에 따라 꿈을 해석하는 방식은 다르다. 해석이 서로 다르기 때문에 하나의 꿈을 놓고 길몽이냐 악몽이냐를 따지는 것은 별 의미가 없다.

　　신경생리학에서는 꿈에 두 가지 기능이 있다고 본다. 첫째는 뇌의 대청소 기능이다. 낮에 오감을 통해 들어온 수만 가지 정보 중에서 필요한 것은 골라내고 불필요한 것은 꿈을 통해 걸러낸다는 것이다. 둘째는 현실에서 불가능한 욕구를 꿈을 통해 대리만족하는 기능이다.

　　꿈과 건강은 아무 관계가 없다. 꿈을 많이 꾼다고 해서 몸이 허약한 것은 아니다. 그야말로 꿈은 꿈일 뿐, 꿈보다는 해몽이 더 중요하다.

졸리의 그날 행동은 옷의 실제 가격보다 사람들이 그 옷을 얼마짜리로 인식하느냐가 중요하다는 것을 보여 주었다. 값싼 옷도 졸리가 입으니 대단히 고급스러워 보였고, 굉장히 비쌀 거라는 생각이 들게 만들었다. 그 옷을 본 사람들은 실제 최고급 옷을 본 사람들이 느낀 감정을 똑같이 느꼈을 것이다.

숙면에 대한 느낌도 수면의 깊이나 시간보다는 수면에 대한 자신의 생각에 달려 있다. 불면증은 참으로 실체가 없는 허상이다.

실제로 잘 잤어도 잘 못 잤다고 착각하는 경우가 많으나 간혹 그 반대인 경우도 있다. 이런 사람들은 생리적·의학적으로는 잠을 잘 못 자는데도 잘 잤다고 생각해서 진짜 잘 잔 사람과 같이 상쾌한 기분을 느끼고 산다.

보통 우리는 불면 증세가 있는 사람에게 오후 3시 이후에는 각성제 성분이 든 커피, 초콜릿, 콜라 등을 마시지 말라고 권유한다. 그런데 경상북도의 어느 농촌에 사는 K씨는 카페인이 잔뜩 들어 있는 커피를 주식으로 삼다시피 해서 아침부터 한밤중까지 마신다. 그는 커피뿐만 아니라 콜라도 즐겨 마신다. 마치 각성제가 든 음식만 일부러 골라 먹는 것 같다. 상식적으로는 밤새 잠을 제대로 못 자고 뒤척여야 마땅한데, 그는 언제나 잘 잔다고 한다.

K씨는 정말 잠을 잘 자는 걸까? K씨가 자고 있을 때 한 의

학팀이 뇌파측정기로 확인해 보았다. 아니나 다를까, K씨의 뇌파는 깊은 잠의 단계에서 나오는 뇌파가 아니라 분명히 각성 상태에서 나오는 뇌파였다. 그런데도 K씨는 새벽에 일어나면서 "푹 잤다"고 활짝 웃으며 말하고는 경운기를 몰고 논으로 나갔다.

잠을 못 잔 사람들에게서 흔히 나타나는 충혈 증세나 꺼칠한 모습이 K씨에게는 전혀 나타나지 않았다. 의학적으로는 분명히 불면인 K씨는 눈빛도 초롱초롱하고 활기가 넘쳐 잠을 잘 잔 사람처럼 정상적인 생활을 하고 있었다. 그 자신도 수면에 대한 걱정은 아예 하지 않았다.

이처럼 수면은 당사자가 어떻게 받아들이느냐가 대단히 중요하다. 불가사의한 숙면의 비밀은 조건절if … then이 아닌 '그럼에도 불구하고nevertheless'에 있다.

당신은 수면에 대해 어떤 인식을 하고 있는가? 늘 '무엇, 무엇 때문에 나는 잠을 잘 못 잘 것이다'라고 생각하는가?

그건 아니다. '무엇, 무엇임에도 언제나 나는 잘 잔다!'고 인식하라. 그런 마음가짐이 숙면을 즐기는 해답이다. 잘 자고도 못 잤다는 심리적 압박을 스스로에게 가하면 불면 증세가 생리적으로 나타난다. 그러나 생리적으로도, 또 뇌파 측정 결과를 통해서도 잠을 잘 자지 못한 것이 분명한데도 스스로 잘 잤다고 느낀다면 숙면을 취한 사람과 같은 생리적 현상이 나타난다.

항상 잠을 잘 잤다고 생각하라. 그러면 당신의 몸은 잠을 잘 잔 것처럼 활발하고 왕성하게 움직일 것이다.

꼭 기억하세요!

불면증을 플라시보효과로 극복하자!

불면증은 습관적 만성을 이르는 말로, 실제로는 불면이 아닌데 불면으로 생각하는 신경증으로서의 불면증이 상당히 많다. 이 경우 불면증은 일종의 노이로제인데, 실제로 불면이 있는 것이 아니라 불면 증세만 나타나는 것이다. 이럴 때 아침에 일어나면 당신의 컨디션이 좋지 않더라도 꼭 말로써 잘 잔 느낌을 표현하라!

"아, 참 잘 잤다!"

"어젯밤, 정말 푹 잤어. 아, 개운하다."

일어나자마자 습관처럼 스스로에게 말하라. 잘 잔 기억이 없더라도 그렇게 말하라.

숙면은
천부적 권리다

스트레스는 수면의 적이 아니다

숙면이 천부적 권리라고? 그렇다. 숙면은 천부적 권리이
다. 거창하게 들릴 수도 있지만 이렇게 표현을 한 이유는 개
인의 숙면은 어느 누구도 간섭할 수 없는 고유의 권한이기
때문이다. 아무 때나 마음대로 잠을 자도 된다는 것이 아니
라 잠이란 각자 얼마든지 취사선택해서 누릴 수 있는 개인의
영역이라는 것이다.

잠을 잘 자기 위한 여러 전제 조건은 상대적으로 가치가
있을지 몰라도 절대적 가치는 아니다.

이 책에서도 잠을 잘 자기 위해 필요한 여러 조건들을 살
펴볼 것이다. 그러나 그 조건들이 충족될 수 없는 열악한 상
황이라도 잠은 얼마든지 푹 잘 수 있다. 그런 의미에서 숙면

은 천부적 권리이다. 아무에게도 양도할 수 없고 무엇에도 지배받지 않을 개인의 고유한 권리가 잘 수 있는 권리인 것이다.

불면의 요인을 보통 네 가지로 말하는데, 신체적 질병으로 인한 불면, 스트레스로 인한 불면, 환경 변화로 인한 불면, 정신적 질병으로 인한 불면 등이다. 그러나 이 모두는 일시적 불면이지 결코 영속적 불면의 요인은 못 된다.

이 중 스트레스가 보통 사람의 숙면을 방해하는 가장 큰 요소이다. 스트레스는 숙면에 대해 양면적이다. 스트레스에 치여 잠에 곯아떨어졌다고도 말하고 스트레스 때문에 잠을 못 잤다고도 말한다.

스트레스는 수면의 적이 아니라 수면을 통해 새로운 창의력을 기르는 재료가 된다. 수면 시간에 뇌는 스트레스를 잠시 잊고 스트레스의 원인이 된 문제를 풀 아이디어를 발견할 여유를 가진다. 그러므로 스트레스를 해소해야만 잠을 잘 잔다는 말은 맞지 않다. 가족의 일, 회사 내에서의 갈등, 시험과 구직 등 일상에서 벌어지는 크고 작은 모든 일이 스트레스이다. 이런 스트레스를 자기 전에 모두 해소한다는 것은 불가능하다. 차라리 자신의 성격을 개선하고 스트레스를 덜 받는 사고방식을 지니는 것이 현명하다.

스트레스

긴장, 불안 또는 짜증 등 적응하기 어려운 환경에 처할 때 느끼는 심리적 · 신체적 긴장 상태를 말한다. 장기적으로 지속되면 심장병, 위궤양, 고혈압 따위의 신체적 질환을 일으키기도 하고, 불면증, 노이로제, 우울증 따위의 심리적 부적응을 나타내기도 한다.

원래 불면증이라는 병명은 없다. 불면증의 원인이 무엇이든 간에 잠을 자지 못해 뇌가 휴식을 취하지 못하면 정상적인 기능을 다하지 못해서 제대로 살아갈 수 없다. 불면증으로 고민하는 사람이 있다면 그는 정상적으로 뇌가 작동하는 사람이다.

정신질환자 중에서도 수면 부족을 걱정하는 환자라면 정신질환자라고 분류하지 않아도 된다. 정신질환자 중 자신에게 수면 장애가 있다고 인정하는 사람은 없다. 만약 수면 장애가 있다고 불안해하는 사람이 있다면 심리적 허약자이거나 완벽주의적 성향을 지닌 사람이다.

불면증이 꼭 나쁜 것만은 아니다. 불면증은 견디기 힘든 고민을 잠시 덮고 회피하기 위한 하나의 수단으로 나타나는 경우가 많다. 결혼과 이혼, 육아, 사업, 인간관계 등에서 풀기 어려운 문제에 부닥쳤을 때 그 문제들을 직면하고 싶지 않아 불면증 뒤에 묻어 버리기도 한다.

단, 불면증에 집착하다 보면 정말 정신을 집중해서 해결해야 할 다른 문제를 그대로 놓아두게 되는데, 여기에 문제가 있다. 불면증이라는 이름으로 앞에 놓인 문제를 회피하려 하지 말고 용기 있게 직면하여 불면증 때문에 소진했던 에너지를 다시 모아 문제를 해결해야 한다.

전쟁터에 나가면 아무리 지독한 불면증 환자도 다 치료된다고 한다.

전쟁보다 더 열악한 '수면 환경'이 있을까? 없다.

전쟁보다 더 극심한 스트레스 상황이 있을까? 없다.

포탄이 날아다니는 참호 속에서도 병사들은 깜빡깜빡 잠을 잔다. 또 잠시 총성이 멈추고 휴식이 주어지면 땀과 핏물로 얼룩져 살갗에 달라붙는 군복에다 무거운 철모를 쓴 채그냥 잠에 빠져든다.

베트남전쟁에 다녀온 L상사의 무용담이다. 낮에 잠깐 쉬고 밤마다 며칠씩 행군을 계속할 때였다. 며칠씩 행군만 하다 보면 군인들 중에는 대오를 갖추고 행군하는 가운데 자면서 따라가는 사람이 많았다. 잠이 들어 걸으면서도 앞에 위험물이 나오면 피하고, 행렬에서 이탈할 것 같으면 금세 알아차리고 제자리로 돌아와 다시 자면서 걸었다고 한다.

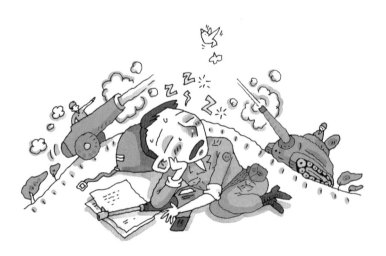

완벽한 수면을 추구하지 마라

"하루에 반드시 자야만 하는 시간은 어느 정도입니까?"

이 질문은 그 자체가 우매하고 잘못되었다. 다시 강조하지만 수면은 양이 아니라 질이다. 침대에서 잠으로 몇 시간을 보냈느냐와 푹 자는 것은 아무 관계가 없다. 자느냐, 마느냐로 8시간을 침대에서 보내는 것보다 만족스럽게 5시간을 자는 것이 훨씬 원기회복에 도움이 된다.

완벽한 수면을 추구하는 사람은 수면 조건이 자기 기대와 조금만 어긋나도 불면 증세를 보인다. '나는 7시간은 자야 한다.' '나는 밤 9시 이전에는 자야 한다.' '나는 반드시 내 집, 내 침대에서 자야 한다.' 이런 생각이 강할수록 잠 못 드는 밤을 더 자주 경험하게 된다.

저녁 모임에 가서도 해가 지면 얼른 집에 돌아가 자야 한다는 생각으로 안절부절못하게 된다. 자기가 정해 놓은 수면의 심리적 시간을 넘어서면 그 자체가 각성 요인이 되어 잠자리에서 뒤척이게 된다. 또 매일 7시간은 자야 하는데 오늘은 6시간 30분밖에 못 잤으니 30분 부족하다는 생각이 머리를 떠나지 않는다. 산 좋고 물 좋고 공기 좋은 별장에 가서도 자기 집이 아니라는 이유로 잠자리에서 예민해지는 사람이 있다. 이런 사람들이 완벽한 수면을 추구하는 사람들이다.

수면의 완벽주의는 심리적으로 허약한 사람들에게서 많이 나타난다. 심리적 허약자는 외부의 변화와 도전에 자신이 제대로 대응하지 못할 것 같다는 두려움을 갖고 있다. 심리적 허약에서 비롯된 수면 완벽주의자들이 점차 늘어나는 추세이다.

과거의 대가족제도 사회에서는 한방에서 여러 형제가 함께 뒹굴며 잤고, 그렇게 자란 세대에게는 심리적 허약으로 인한 불면증이 없었다. 그러나 오늘날은 자식을 많이 낳아봤자 두셋이다. 이러니 형제자매 없이 혼자 자라난 아이는 온 가족의 관심을 독차지하며 어릴 적부터 자기 방의 쾌적한 수면 환경에 길들여진다. 그래서 외부에 나가서도 작은 소음 때문에 쉽게 잠들지 못한다. 가족의 후원과 격려를 받고 자란 이들은 사회에 나왔을 때 자기 기분대로 되지 않는 현실 앞에서 긴장하고 불안해한다. 또 이러한 현대인들의 불면증은 엄청난 사회적 문제로 대두되고 있다.

결국 수면이란 뇌 대사의 문제이다. 뇌 대사가 낮아지면 잠을 자는 것이고 높아지면 잠에서 깨어난다. 뇌 대사가 얼마나 활발한지는 체온을 재보면 알 수 있다. 뇌 대사가 저조해 에너지 소모가 적으면 체온이 내려간다. 그래서 정상인은 체온이 1~2도 내려가면서 잠이 들지만 불면증이 있는 사람은 생리적 또는 심리적 각성이 나타나 깊은 잠에 쉽게 들지 못한다.

점점 잠을 자야 할 시간이 다가올 때 보통 사람들은 달콤한 잠을 기대한다. 반대로 불면 증세가 있는 사람들은 잠자리에 들면서 '오늘 밤 또 못 자면 어쩌지?' 하고 고민한다. 이러한 고민 때문에 심리적 각성 상태가 나타나게 된다. 이럴 때 마음의 안정이 중요하다. 달리 말하면 내 의지로 즐거운 마음을 갖는 것이다. '잠을 못 자면 어쩌나' 하는 생각 대신 머릿속의 즐거운 정보를 끄집어내어 기분을 맑게 해야 한다.

잠자리에 누우면 시작되는 입면 상태는 뇌 속의 연상과 단상이 가벼운 꿈으로 나타나는 시간이다. 내 의지로 그 꿈의 방향을 어느 정도 바꿀 수 있다. 입면 단계의 머릿속을 불면에 대한 두려움으로 채우지 말고 즐거운 추억으로 채워라.

불면 노이로제는 의지에 달렸다

현대그룹 창업주인 고 정주영 회장은 어린 시절 농사꾼이 돼라는 아버지의 말을 뿌리치고 가출을 했다. 강을 건너려면 나룻배를 타야 하는데 뱃삯이 없어서 몇 번 망설이다가 그냥 배에 올라탔다. 이윽고 강 건너편에 배를 댄 사공은 내리는 승객들 한 명 한 명에게 뱃삯을 받았다. 정 회장이 뱃삯을 내지 않고 내리려 하자 사공이 얼른 붙잡고 그의 뺨을 때렸다.

"이놈아, 뱃삯도 없이 배를 타? 후회되지?"

"예, 후회됩니다. 한 번 타는 데 뺨 한 대면 진작 탈 것을 이제야 탔으니 후회됩니다."

역시 무일푼으로 세계적인 기업을 일으킨 정주영 회장답다. 바로 이런 배짱과 여유가 노이로제의 특효약이다.

흔히 신경을 많이 쓰면 노이로제[*]에 걸린다고 하는데, 그렇지 않다. 신경을 적게 쓰든 많이 쓰든 노이로제는 배짱과 여유가 부족해 생기는 증상이다. 이 병은 체내에 병균이 침입했거나 외상이나 내상을 입어서 생기는 병이 아니기 때문에 약물

노이로제

불안, 과로, 갈등, 억압 따위의 감정 체험이 원인이 되어 일어나는 신체적 병증을 통틀어 이르는 말로 심장·위장·신경계에 증상이 많이 나타나는데 심장신경증, 위장신경증, 히스테리 따위를 포함한다.

치료로는 한계가 있다. 그래서 쥐오줌풀 또는 질경이 잎을 달여 먹게 하거나 항콜레스테롤 작용을 하는 비타민 C가 많은 딸기, 감귤, 키위를 권하기도 한다. 이런 처방으로 약간의 도움은 받을 수 있으나 노이로제는 약물이나 다른 무엇에 의해 고치기보다는 오직 스스로의 의지로 완전히 극복할 수 있다.

'신경증'의 독일어 발음이 노이로제Neurose이다. 노이로제는 신경병이 아니라 마음의 상태이다. 아무 걱정할 필요가 없는 일에도 걱정한다. 이것이 노이로제가 정신병과 다른 점이다. 노이로제는 쓸데없는 생각을 하며 걱정하지 않아도 되는 것임을 알면서도 그 생각에 매달리는 것이다.

노이로제의 세 가지 증세는 불안·공포 증세, 강박 증세, 심허心虛 증세이다. 어느 특정 사물이나 환경에 대해 느끼는 불안감과 공포감이 불안·공포 증세이다. 아무것도 하기 싫어지고, 이유 없이 가슴이 두근거리며 상기된 얼굴에 식은땀을 흘리고 어지럼증을 호소한다. 불안 증세에는 폐쇄공포증, 대인공포증, 적면赤面공포증 등이 있다.

두 번째로 강박 증세가 나타난다. 예를 들면 필자의 사무실 근처에 있는 열쇠 수리점 사장은 다른 집의 잠긴 문을 열어 주러 가면서 분명 가게 문을 잠그고 나섰는데도 가다가 몇 번이고 다시 돌아와서 가게 문이 잘 잠겼는지 확인한다. 어느 야당 정치인은 하루에도 수십 번씩 손을 씻어야 마음이 편하다고 한다. 물론 자신도 그것이 아무것도 아니라는 것을 잘 안다. 그런데도 자꾸 특정 감정이 생각나 쉽게 고치지 못하는 것이다.

심허
심장의 음양, 기혈이 부족하여 생기는 병이다. 가슴이 두근거리고 아프며, 숨결이 밭고 건망증이 심하며, 불안해하고 잘 놀라는 증상이 나타난다.

적면공포증
남 앞에 나서면 얼굴이 붉어지므로 나서기를 꺼리는 신경증이다.

히스테리
정신신경증의 한 유형. 정신적 원인으로 운동 마비, 실성, 경련 등의 신체 증상이나 건망 등의 정신 증상이 나타나는 경우이다. 또는 정신적 원인에 의하여 일시적으로 일어나는 비정상적인 흥분 상태를 통칭하기도 한다.

세 번째로 심허증心虛證, 즉 히스테리Hysterie 라고 하는 증세가 나타난다. 이때 병도 아닌 것을 병이라고 착각하여 통증을 호소한다. 심허증은 명예욕이 강한 사람에게서 잘 나타난다. 남에게 과시하기를 좋아하고 겉치레에 민감한 사람들을 잘 살펴보라. 몸에 아무 이상이 없는데도 두통, 피로, 귀울림을 호소하고 가슴이 답답하다거나 식욕 부진, 어깨 결림 등에 대해 자주 이야기한다.

또 갑자기 기억상실을 호소하거나 어린아이 같은 말과 행동을 보이기도 한다. 이런 신경과민 증상은 그가 의도적으로 유도하는 것은 아니지만 실제 증상처럼 나타난다. 심하면 사물이 잘 안 보이고, 소리도 잘 안 들리고, 사지가 마비되기도 한다. 실제로는 아무 병도 아닌데 사람의 의식이 만들어낸 증상이다. 불면은 이 심허증의 대표적 사례이다.

노이로제에 걸린 사람은 어떤 특정 사건이나 이미지를 반복해서 회상하기 때문에 다른 사람에 비해 심한 불안을 느낀다. 아이들이 불안 장애를 보일 경우, 부모는 야단치지 말고 그 불안이 지나치다는 것을 먼저 말해 준다. 그런 다음 부모가 아이의 불안을 충분히 보호해 줄 능력이 있음을 알게 해 준다. 불안 장애가 있는 성인의 경우에는 스스로 타이르는 수밖에 없다. 세상 어느 누구도 100퍼센트 완벽하게 안전한 경우는 없으며, 그 위험을 사전에 예방하고 또 극복하는 노력을 기울이는 것이 인생이다.

노이로제를 내 마음대로 다루고 싶은가? 그렇다면 먼저 어느 정도의 노이로제는 재미로 받아들여라. 노이로제에 대해 너무 과민하게 반응하지 않아야 하고 사소한 일은 사소하게 받아들여야 한다. 아무것도 아닌 것을 중요하게 취급하면 진짜 중대한 문제가 되고 만다. 노이로제는 보통 불안이나 공포증, 심허증, 강박증의 세 증세가 섞여서 나타나는데, 이 증세들의 공통점은 하나같이 실제가 아닌 허상이라는 점이다.

사막의 신기루를 따라가면 오아시스는 영원히 못 만난다. 모래바람과 열풍이 만든 허상인 신기루는 너무 신기하고 실제보다 더 진짜 같아서 쫓아가면 모래바람 속을 헤매다 끝난다. 즉, 노이로제는 사막의 신기루이다. 신기루가 허상인 줄 아는 사람은 사막의 신기루가 나타나면 황홀한 기분으로 감상만 하지 신기루를 따라가지는 않는다.

물리적 실체가 없는 심리적 상태인 노이로제에 의해 육체

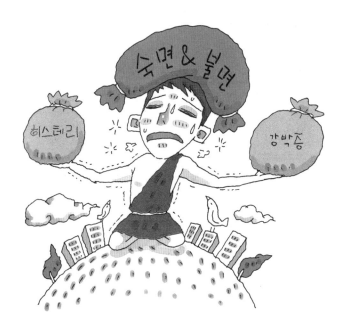

와 정신이 고통받을 이유는 없다. 노이로제는 누구나 갖고 산다. 정도의 차이일 뿐 유한한 인간에게 약간의 노이로제는 애교스러운 동반자이다.

노이로제는 주체의식이 확립되지 않은 사람에게 더 달라붙는다. 주체의식이 없으면 자신을 존중하는 마음도 없다. 늘 자신을 무엇과 비교하며, 비교할 때도 자신의 못난 면과 상대의 잘난 면을 비교해서 자신을 괴롭힌다.

꼭 기억하세요!

불면을 숙면으로 바꾸는 네 가지 방법

1. 숙면은 천부적 권리라고 선언하라.
   어디에서 어떤 상황에서도 잘 잘 수 있다는 자신감을 가져라.

2. 스트레스는 수면의 적이 아니라 수면을 통해 창의력을 길러 주는 재료라고 자기암시를 걸어라.
   스트레스를 덜 받는 사고방식과 성격을 갖추기 위해 의식적으로 노력하라.

3. 잘 자야 한다는 부담감을 버리고 좋은 기분으로 잠자리에 들어라.
   잠자리에 누운 후 입면 단계에서는 머릿속을 불면의 걱정보다 즐거운 추억으로 채워라.

4. 불면을 야기하는 노이로제는 단지 신기루일 뿐이므로 과민하게 반응하지 말라.
   누구도 완벽할 수 없음을 각인하고, 자아존중감과 분명한 주체의식을 가져라.

세상에 100퍼센트 완벽한 사람은 없다.

"어느 누구도 나와 비교할 수 없다."

"그는 그의 인생을 살고 나는 내 인생을 사는 것이다."

이런 주체의식을 가진 사람 근처에는 노이로제가 한 길로 다가왔다가도 일곱 길로 도망간다.

자신을 존중하는 마음을 갖지 않으면 세상의 그 무엇도 자신의 행복을 보장해 주지 못한다. 주체의식이 확고한 사람은 언제 어디서나 잠도 잘 자고 행복하다.

숙면을 위한
아로마테라피

아로마테라피로 수면의 질을 높여라

식물의 향aroma으로 심신을 치료therapy하는 것이 아로마테라피aromatherapy 이다. 지구상에 존재하는 약 300만 종의 식물 중 3,000여 종이 약리 성분과 독특한 향을 지니고 있다. 그런 식물 중 하나가 허브이다. 허브 가운데 건강에 좋은 것으로 밝혀진 것은 현재 약 300여 종이나 된다. 여기서 오일을 추출해 아로마로 사용한다.

아로마 요법은 고대에서부터 정신적 안정과 신체적 항상성을 위한 자연요법의 하나로 애용되어 왔다. 과거에는 주로 향기를 맡거나 목욕

아로마테라피

천연향을 이용한 자연치료요법으로, 식물에서 추출한 천연 향유를 이용해 코의 후각신경이나 피부를 통해 흡입하여 질병을 예방하고 건강을 유지하는 자연요법이다. 향유는 독특한 향과 치료적 특성이 있으며, 종류에 따라 정신을 진정시켜 주거나 자극을 활성화해 준다.

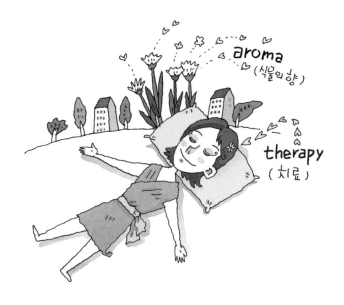

물에 오일을 떨어뜨려 활용했는데, 근래에 들어서는 허브 오일을 넣어 만든 비누, 보디로션, 향수 등 다양한 용품이 나오고 있다.

숙면을 위해서도 아로마테라피는 자주 이용된다. 침실에 아로마 램프를 비치해 놓고 침대에 눕기 1시간 전쯤 램프의 촛불을 켜 방 안에 향기를 풍기고 침대에 누워 자기 전에 끈다. 또는 오일을 넣은 병을 살짝 열어 놓는다. 이 외에 아로마 베개를 사용하기도 하고, 허브차를 마시기도 한다.

소음에 예민하고 자꾸 어떠한 생각이 반복되어 잠들기 어려울 때 아로마는 심신을 안정시켜 주는 효과가 있다. 달콤한 아로마가 코를 통해 들어가면 부교감신경을 자극해 긴장감을 풀어 준다. 이때 불안감이 사라지고 수면의 집중도가 높아진다. 그래서 수면의 질이 좋아지는 만큼 기억력도 향상된다.

숙면에 좋은 아로마는 허브의 한 종류인 라벤더, 로즈메리, 스위트 마조람, 클라리 세이지와 오렌지 오일 등이 있다. 여성들이 좋아하는 장미는 곁에 두기만 해도 숙면과 피부 트러블에 좋은 것으로 알려져 있다. 또한 장미 향을 맡으며 잠을 자면 기억력이 좋아진다는 연구 결과도 나와 있다. 사계절 내내 관상용으로 사랑받는 장미를 머리맡에 놓아두는 것도 수면의 질을 높이는 좋은 방법이다.

수면제에 의존하지 마라

아로마테라피도 잠을 잘 자는 데만 사용하면 습관이 될 수 있다는 우려가 있지만, 이보다 더 의존적 심리를 조장하는 것이 바로 수면제이다. 정 잠이 안 올 때 한두 번은 먹을 수 있으나 그 이상은 조심해야 한다.

최근 의존성과 중독성이 거의 없다는 수면제들이 개발되어 나오고 있다고 한다. 그러나 역시 수면제는 아무리 좋은 약품이라도 심리적 의존성을 더 강화시킨다. 수면제를 먹지 않아도 충분히 잘 수 있는 사람조차 수면제를 계속 먹다 보면 그 약을 먹어야만 잘 잘 수 있다는 집착성 강박관념을 갖

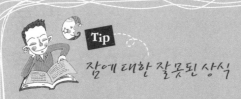

Tip

잠에 대한 잘못된 상식

1. 수면 부족이다?

수면 적정시간이 7시간이기는 하지만, 이를 금과옥조로 여길 필요는 없다. 드물지만 단시간수면도 있다. 중요한 것은 자신에게 맞는 규칙적인 수면습관과 더불어 '나는 수면 부족이다'라는 자기암시에 걸리지 않는 것이다.

2. 배부르면 잠이 잘 온다?

배부름을 의식한 순간 신경도 근육도 긴장감에서 해방되어 휴식 상태로 들어간다. 그래서 졸음이 오는 것이다. 하지만 소화계를 포함한 자율신경계는 깨어 있어 깊은 잠은 잘 수 없다.

3. 숙면은 폭신한 이부자리에서?

딱딱한 방바닥에서 자게 되면 자연스레 몸을 뒤척이면서 바닥에 닿는 부분이 바뀌게 된다. 이때 각 신체 부위가 돌아가며 해방된 시간을 맛보게 된다. 하지만 폭신한 곳에서는 체중이 실리는 부분이 분산되면서 자세를 바꾸어도 압박에서 해방되는 느낌이 없다. 마찬가지로 베개도 딱딱한 베개가 오히려 낫다.

4. 일찍 자야 일찍 일어난다?

사람의 몸은 생체리듬에 의해 작동하므로 이에 어긋나면 오히려 수면에 방해가 될 수도 있다. 그래서 일정한 시각에 자고 일어나는 습관을 길러야 한다.

5. 술을 한두 잔 마시면 잠이 잘 온다?

술을 마시면 나른해지기 때문에 잠이 잘 온다고 생각하지만 술은 오히려 깊은 잠을 방해한다. 게다가 일어나면 개운하기는커녕 불쾌한 기분이 들게 한다.

게 된다.

수면 장애 전문가들은 수면제를 먹는 순간은 효과가 있으나 복용 기간이 길어지면 수면 구조와 뇌파의 변화를 초래한다고 경고한다.

수면제를 오래 복용하는 사람은 비만해질 가능성도 높다. 미국의 수면 장애 전문가인 카를로스 셍크 박사는 "인간의 수면욕과 식욕은 밀접하다"고 말했다. 수면제 '엠비엔Ambien'을 복용한 사람이 몽유 상태로 과식한다는 보고서도 나오고 있다. 또한 수면제가 지능을 떨어뜨릴 가능성도 대단히 높다.

수면제의 성능이 많이 개선되었다고는 하나 일시적 수면 효과에 그칠 뿐 마음먹은 대로 푹 자고 개운하게 일어날 수 있도록 하는 수준이 되려면 아직 멀었다. 수면제는 결코 불면 해소의 근본적 처방이 되지 못한다.

주기도문과 옴마니밧메훔

종교는 불면을 먹고 산다는 말이 있다. 사실 종교와 수면은 겉보기에 아무 관계가 없는데 왜 그런 말이 생겨났을까?

종교는 인간의 불완전성에 기대고 있다. 불완전한 이성을 지닌 인간에게 각 종교는 나름대로 인류가 공통으로 추구하는 가치를 제시하려 하고, 불완전한 능력에서 생기는 불안감을 해소해 줄 신을 제시한다.

심리적으로 위로해 주는 기능을 지닌 종교나 불안해서 잠을 못 자는 사람이 먹는 수면제나 조금 비슷한 역할을 한다. 그래서 수면제가 많이 팔리는 지역, 즉 잠 못 드는 사람이 많은 지역에서 종교가 번창한다.

겉으로 보기에 기독교는 구원의 길, 불교는 해탈의 길, 유교는 성숙의 길, 무교巫敎는 복의 길을 가르치는 것으로 보인다. 그러나 시장경제 체제에서 종교는 거의 비슷한 모습으로 닮아간다.

어느 종교나 성공과 번영을 지향하는 것은 비슷하다. 그래서 실패와 쇠퇴의 두려움이 잠을 못 자게 하는 최고의 요인인 동시에 종교를 찾게 하는 최고 요인이 되기도 한다. 종교는 특유의 심리적 의존 체계를 만들어서 그 의존 체계를 받아들이면 평안과 축복을 받는다고 설파한다. 특히 수면과 꿈의 세계는 종교의 발전에 대단히 기여했다.

꿈은 가끔씩 신의 계시 수단으로 받아들여졌다. 인간 두뇌의 신비가 밝혀지기 전까지 꿈은 신의 뜻을 분별하는 주요한 수단이었다. 잠을 못 자는 경우 신이 내리려 한다고 해석하기도 했다. 꿈을 신의 계시로 보는 이야기는 성경과 불경을 비롯한 세계의 모든 경전 안에 다 들어 있다. 또한 신에게 잘 의지하면 어린아이처럼 평안히 잠을 잘 잔다는 구절들도 기록되어 있다.

수천 년 동안 인류의 사상사를 지배해 온 종교의 이러한 면이 자연스럽게 종교를 믿는 마음과 꿈, 그리고 수면의 질이 연결되게 한 것이다.

그런데 잠을 못 자는 사람들이 급한 마음에 어느 종교 단체에 상담을 하러 가면 틀림없이 그 종교의 의존 체계 안으로 들어가야 잠을 잘 수 있다는 말을 들을 것이다. 또 실제로 어떤 종교를 믿든 그 종교의 의존 체계가 어느 정도 사람의 마음에 안식을 주며 잠을 잘 자게 하는 효과가 나타나기도 한다. 다음 두 사례는 기독교와 불교의 신심信心을 어떻게 숙면에 활용하는지를 보여 준다.

먼저, 집단무의식 이론의 창안자인 칼 구스타브 융*은 불가지론자였으나 기독교의 심리적 의존 체계를 활용해 불면증 환자를 다음과 같이 치료했다.

칼 구스타브 융
스위스의 정신과 의사로서 정신분석의 유효성을 인식하고 연상실험을 창시하였다. 프로이트가 말하는 억압된 것을 입증하고 '콤플렉스'라 이름붙였으며, 분석심리학의 기초를 세우고 성격을 '내향형'과 '외향형'으로 나누기도 했다.

융을 찾은 사람은 미국의 백만장자 밀턴이었다. 그는 몇 달째 잠을 이루지 못해 백방으로 해결책을 찾아보고 갖은 노력을 기울였으나 낫지 않아 결국 비행기를 타고 스위스에 있는 당대 최고의 심리상담가 융을 찾아갔다. 융은 밀턴의 말을 잘 듣고 처방전을 내렸다.

"내가 써 준 소개서와 진단서를 들고 모스크바 교외의 한 수도원장을 찾아가 보십시오."

밀턴은 즉시 모스크바로 날아가 수도원장을 만났다. 원장은 융의 진단서를 본 후 밀턴에게 물었다.

"내가 말하는 대로 따르겠습니까?"

"당연하죠. 잠만 잘 자게 해 주신다면요."

"그럼 오늘 밤에 주기도문을 300번 외우세요."

이튿날이 되자 수도원장은 밀턴에게 이렇게 말했다.

"오늘은 주기도문을 600번 외우십시오."

그다음 날도 수도원장은 이렇게 말했다.

"오늘은 900번입니다."

밀턴은 수도원장의 말대로 날마다 주기도문을 300번씩 더 외우며 하루하루를 지냈다. 그러던 어느 날 밤이었다. 자리에 누워 헤아릴 수 없이 주기도문을 외우던 밀턴은 아주 먼 옛날 자신이 갓난아이였을 때 어머니의 젖무덤에 묻혀 자던 느낌으로 드디어 깊은 잠에 빠졌다. 이로써 그는 완전히 치유되어 다음 날도 깊은 잠을 자게 되었고, 마침내 불면증에서 해방되었다.

두 번째 사례를 보자. 어느 고승은 잠자리에 누우면 옴마니밧메 훔om mani padme hūm▪을 왼다. 자신의 옴마니밧메훔 소리에 어느덧 잠이 들어 새벽 예불 시간이면 거뜬히 일어난다. 옴마니의 '옴om'은 우주의 시작을 의미하고 우주의 처음처럼 순

옴마니밧메훔
'육자대명주'라고도 하며 라마교 신자가 외는 주문. 연화수보살에 귀의하여 극락왕생을 바라면서 이 주문을 외면 죽은 후에 육도六道에 들어가서 윤회를 벗어난다고 한다. 또한 몸에 지니거나 집 안에 두면 해탈의 길을 얻는다고 한다.

수하고 정화된 상태를 일컫는다. '마니mani'는 보석 또는 구슬로, 윤회를 의식하여 평화의 회귀를 기원한다. 밧메훔의 '밧메padme'는 진흙 속에 피는 연꽃의 고통을, '훔hüm'은 지혜의 완성을 뜻한다. 전체를 번역하면 '연꽃 속의 보석'쯤 되겠다. 실제로는 해탈한 석가모니의 순결무구한 상태를 염원하는 언어로 즐겨 암송한다. 많은 불제자가 잠이 오지 않는 날이면 옴마니밧메훔을 외다가 잠을 잔다.

　기독교의 주기도문과 불교의 옴마니밧메훔은 공통적으로 일종의 수면제로 활용되고 있다.

꼭 기억하세요!

숙면을 돕는 아로마테라피

1. 잠자기 1시간 전에 아로마 램프를 켜서 향을 풍겨 놓고, 잘 때 촛불을 끈다.

2. 아로마 오일을 열어 놓거나 아로마 베개, 허브차 등을 활용하는 것도 숙면에 도움이 된다.

3. 숙면에 좋은 아로마는 라벤더, 로즈메리, 스위트 마조람, 클라리 세이지, 오렌지 오일 등이 있으며, 장미는 곁에 두기만 해도 숙면과 피부 트러블에 좋다.

누구나 누릴 수 있는 숙면의 자유

숙면을 근본적으로 해결하라

수면 장애는 누구나 경험할 수는 있으나 숙면에 대한 진실을 제대로 알고 있다면 굳이 경험하지 않아도 된다. 수면 장애에는 '수면 개시開始 장애'와 '수면 중 각성 장애'가 있다. 수면 개시 장애는 잠들기 전에 특정 행동을 해야만 잠이 드는 증상이고, 수면 중 각성 장애는 잠자는 도중에 깨어나 다시 잠들지 못하는 증상이다.

불면 증상을 호소하고 못 견뎌 하는 사람의 80% 정도는 수면 개시 장애를 호소한다. 자동차 영업사원인 J씨는 지점에서 최고의 실적을 내는 우수 직원이다. 그는 자동차에서는 잠을 잘 자는데 다른 장소에서는 잠들기가 힘들다는 남모르는 고민이 있다. 또 다른 M씨는 잠자기 전 소변을 꼭 두 번

보아야 편히 잠을 잘 수 있다. 잠자리에 들기 10분 전에 소변을 보고서도 또 한 번 화장실에 가야만 마음이 놓인다는 것이다. 어떤 사람은 잠들 때 꼭 곰 인형을 안고 자야 해서 아내에게 다른 여자를 생각하는 것 아니냐는 구박도 받는다고 하소연한다.

이렇게 특정 행동을 선행해야 잠이 드는 경우가 수면 개시 장애이다. 우연히 시작한 특정 행동이 습관이 되고 난 후에는 그 행동을 취해야만 뇌에서 수면 호르몬이 분비되어 잠을 자게 되는 것이다.

이렇게 특정 경로에 의존해서 무엇을 해야만 직성이 풀리는 것을 경로 의존성Path Dependency이라 한다. 이것을 치료하는 방법은 간단하다. 위의 사례에 나온 사람들의 경우에 비추었을 때 자동차에서 자지 않고, 자기 전에 소변을 두 번 보

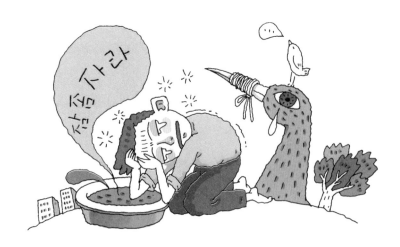

지 않으며, 곰 인형을 껴안지 않고 자는 수면 습관을 기르는 것이다. 처음 얼마 동안은 힘들 수 있으나 오래지 않아 새롭게 적응하여 잘 자게 될 것이다. 숙면을 위한 어떤 대상이나 도구, 방식은 일시적 방편이지 근본적 처방은 아니다.

앞서 불면을 해결하기 위해 살펴본 방안과 숙면을 위한 대책 등은 정도의 차이는 있으나 일시적인 숙면의 효과가 있다. 수면제를 먹고, 수면을 유도하는 향을 피워 놓는다거나 주기도문이나 염불을 외우는 행동이 필요할 때도 있다. 그러나 그 행동 자체가 수면의 전제 조건이 되어서는 곤란하다. 무엇에 의지해서 잠자는 버릇을 들이면 그 무엇이 사라진 경우에는 잠을 안 자겠다는 것과 같다.

아이가 크면 부모의 품을 떠나 독립해야 하듯이 수면을 취할 때도 스스로를 컨트롤할 수 있는 자력을 길러야 한다. 자력으로 자고 일어나는 습관을 길러 놓으면 평생 수면 장애 때문에 힘들어 하지 않고 살 수 있다.

수면의 자력이란 수면 강박증을 갖지 않고 하고 싶은 일, 즐기고 싶은 놀이에 흠뻑 빠져 지낼 수 있는 힘을 말한다. 이것은 필자가 체험한 것이기도 하고, 불면의 고통을 겪고 난 후 필자에게 찾아와 숙면의 방안을 묻는 사람들을 통해 내린 결론이기도 하다.

실제 불면의 고통을 당해 본 사람은 쾌면快眠[■]이 인생 최고의 행복임을 주저 없

쾌면
기분이 좋아질 만큼 달게 자는 것 또는 그렇게 자는 잠을 일컫는다.

이 말한다. 잠을 잘 자야 신체와 두뇌의 피로가 회복된다. 자는 동안에는 각종 피로물질이 분해되고 성장호르몬이 분비되어 신경계의 발달을 도우며, 감정의 조절이 이루어지고 갈등이 해소된다. 렘수면 상태에서 꿈을 꿀 때 단백질의 합성이 증가한다. 이로써 증오나 불쾌감, 불안감 등의 감정이 정화되어 기분이 상쾌해지게 된다. 그런데 잠을 제대로 못 자면 이런 기능들을 다 하지 못해 일상생활에 지장이 생기게 되는 것이다.

그야말로 잠이 최고의 보약인 셈이다. 필자도 이런 잠의 중요성을 잘 몰랐다. 사람은 자신에게 정말 중요한 것이 곁에 있을 때는 모르고 무시하다가 떠난 다음에야 아는 경우가 많다.

필자에게는 불면의 고통이 2002년 5월의 어느 날 시작되었다. 전날까지도 잠자리에 들면 나도 모르게 스르르 잠이 들 정도로 잘 잤다. 가끔 한두 번 잠이 잘 오지 않았던 날도 있기는 했으나 대체적으로 잠을 잘 잤다. 그래서 방송이나 신문에서 또는 주위 사람들이 잠을 못 자서 고생한다는 말을 들어도 나와는 아무 상관이 없는 일로 여겼다.

지금은 그때의 경험을 한 폭의 수채화처럼 회상할 수 있지만 2004년까지만 해도 그날을 잊으려고 얼마나 몸부림쳤는지 모른다. 불면의 고통은 불면과 관련된 사이트를 찾는 것으로 시작되었다. 전날 방송 출연을 마치고 다음 책을 쓰기 위해 늘 그래 왔듯이 새벽부터 밤까지 독서와 사색에 몰두하다가 늦게 잠자리에 들었는데 이상하게 잠이 오지 않았다. 그러다가 다수의 현대인이 불면증에 시달리고 있다는 방송을 보았던 게 생각났다. 나도 불면증인가 하는 두려움이 들어 자리에서 일어나 인터넷에서 불면증 관련 사이트들을 찾았다. 거기에는 불면으로 고통스러워하는 많은 사람의 이야기가 적혀 있었다.

"성공한 사람들은 잠을 잘 자는 사람들이다", "세상에서 제일 큰 고통은 잠을 못 자는 고통이다", "잠을 못 자면 지능과 판단력이 떨어지면서 결국 폐인이 된다", "불면증으로 고생하던 사람이 신내림을 받고 무당이 되었다", "나는 평생 불면증 때문에 인생을 망쳤다"는 등의 글들이었다.

많은 사이트를 뒤지며 이 글 저 글 읽다 보니 어느덧 동틀 시간이 가까워 오고 있었다. 자야 된다는 생각에 또다시 잠자리에 누웠지만 그때부터 머릿속에서 불면이라는 두 글자가 떠나지 않았다.

거의 뜬눈으로 밤을 지새우다시피 한 다음 날 아침은 몸 상태가 이전과 달랐다. 적막한 세상이 나와는 떨어져 있는 것처럼 느껴졌다. 어제와 똑같이 자동차와 사람들은 분주하게 다니는데 내 눈에는 마치 무성영화 속의 한 장면처럼 아득하게 느껴질 뿐이었고, 몸도 공중에 붕 뜬 느낌이었다.

단 하루 만에 불면증의 전형적 증세가 나타났다. 지금 생각해 보면, 대학에 다닐 때 친구들과 강원도 춘천에 있는 강촌에 놀러가 며칠씩 밤잠을 안 자고 지냈어도 끄떡없었건만, 하루 저녁 잠 못 잤다고 불면 증세가 나타난 것은 어디까지나 불면에 대한 나의 신경증적 반응 때문이었다. 마치 임신을 너무 고대하여 생기는 상상임신과 흡사했다.

보통 불면증으로 분류되려면 수면의 어려움이 적어도 일주일에 세 차례, 6개월 이상 지속되어 직업과 사회 활동에 지장을 초래할 정도가 되었을 경우이다. 필자의 경우는 상상임신처럼 상상 불면 신경증을 자초한 경우였고, 그 후로 거의 3년 동안 불면 강박증을 가슴에 담은 채 말로 표현하지 못할 고통을 안고 살았다. 불면에 대해 지금 알고 있는 것을 그때도 알았더라면 불면증의 고통을 당하지는 않았을 것이다.

그러나 숙면의 어려움을 겪으면서 나름대로 유익한 면도 있었다. 숙면의 비결을 알게 되었고, 심리적인 참자유가 무엇인지를 깨닫게 된 것이다.

당신 스스로 자라

한 유대인 랍비는 예루살렘의 성공한 사람들을 부러워하는 제자에게 이렇게 말했다.

"천국에 가면 신은 너에게 '너는 왜 출세한 사람처럼 살지 않았느냐? 너는 왜 모세처럼 살지 않았느냐?'고 묻지 않고,

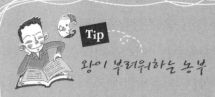

왕이 신하들과 함께 온천으로 휴양을 가는 길에 어느 농촌 마을을 지나고 있었다. 마을 입구에 들어서자 한 노인이 정자 나무 그늘 아래에서 세상 모르고 자고 있는 것이 보였다. 논 일을 하다가 잠시 눈을 붙였던 것이리라. 흙탕물에 젖은 옷을 입은 채 팔다리를 활짝 펴고 자는 그를 보고 왕이 말했다.

"이렇게 무더운 날에도 아무 데서나 잠을 잘 자는 그대가 부럽구나."

불안과 절망이 불면의 요인이라고 한다면 왕과 촌부 중 누가 더 잠을 자지 못해야 할까? 마땅히 촌부가 잠을 자지 못해야 한다. 그러나 절대 권력을 지닌 왕은 숙면을 취하지 못해 고민했고, 촌부는 다디단 잠을 즐기며 살았다.

숙면과 삶의 수준은 아무 관계가 없다.

'너는 왜 너로 살지 않았느냐?'고 물으실 것이다."

'내가 나로 산다는 것'과 '숙면'은 아무 관계도 없는 것처럼 보인다. 그러나 이 둘은 절대적 비례관계라 할 수 있다. '나'와 '너'는 다른데 나 아닌 너로 살려는 틈 사이로 불면증이 들어온다. 내가 어떻게 모세가 되겠는가? 또 굳이 모세가 되어야 하는 이유는 무엇인가? 내가 나로 살면 그것이 성공이다. 내가 나로 살지 못하고 자꾸 출세한 '너', 유명한 '그들'을 닮아 보려 애쓰면서 불행이 싹트는 것이다.

아빠를 너무 좋아하는 아들이 있었다. 아들은 어릴 때부터 줄곧 입버릇처럼 "난 아빠처럼 될래요" 하고 말했다. 그 태도가 사춘기까지 이어졌다. 하루는 아버지가 아들을 불러 놓고 말했다.

"아들아, 꼭 아빠처럼 되려고 노력할 필요는 없다. '누구처럼'이 아니라 너 자신으로 살아라. 네 안에는 너만의 생명력이 있단다. '누구처럼'이 아니라 네 안의 약동하는 생명력을 따라 네가 진정 무엇이 되고자 하는지를 생각하며 살아라. 네 얼굴이 아빠를 닮았어도 그것은 외모일 뿐이다. 너는 네 안의 생명력을 따라 네가 되어야 한다."

두더지는 땅속이 익숙하고, 새는 하늘을 좋아하고, 물고기는 물속이 편한 법이다. 성공과 행복을 위해서도 자기 자신이 되어야 하고, 숙면을 위해서도 자기 자신이 되어야 한다.

나 자신을 돌아보니 자기 자신이 되는 것과 숙면은 절대

비례하는 것이 진리라는 생각이 든다. 내가 불면의 고통을 경험한 이유는 정체성의 위기 때문이었다. 내가 믿어 왔던 가치 체계가 흔들렸고, 내가 소망하고 기대했던 세계가 허상임이 드러나자 그 앞에서 나는 거세게 부는 바람 앞에 흔들리는 낙엽과 같았다.

'세상에 믿을 사람이 없구나. 저런 사람들을 성자인 것처럼 존경하고 따라가는 사람들이 불쌍하구나. 나도 저 사람들 같은 삶을 살려고 했는데 어떻게 해야 하나?'

내가 꿈꾸며 바라던 목표가 사실은 혼탁함과 거짓으로 얼룩진 곳이라는 것을 깨달으면서 내 정체성은 흔들렸다. 오랫동안 혼신을 기울여 추구했던 나의 가치와 삶의 목표가 별것 아님을 알고 내 마음은 한없이 무너져 내렸다. 급변하는 시대일수록 이런 경험을 많이 하기 마련이다.

자기 정체성과 삶의 목적을 잃어버렸을 때 찾아온 공허함이 곧 수면 장애로 이어졌다. 불면의 고통은 당시로서는 힘들었지만 유익한 면도 있었다. 사람은 정체성의 위기와 견딜 수 없는 존재의 무망함을 느끼면 삶을 포기하고 싶은 충동을 가질 수 있다. 그런데 이럴 때 불면의 고통이 다가와 잠이나 실컷 잘 자고 싶다는 새로운 소망이 생겨 자살의 유혹에 빠지는 것을 방지해 주는 것이다.

'수십 년 동안 허무하게 흘러간 내 인생의 텅 빈 구멍을 어떻게 메울 수 있을까?'

이런 번민으로 여러 종교의 경전도 들여다보고 뉴에이지 음악을 듣거나 첨단과학과 미래학에 관한 책을 탐독했다. 그래도 무너진 내 정체성의 근본을 대신할 만한 토대를 쉽게 발견할 수 없었다. 분노와 허탈감은 날로 심해졌고 그것이 존재에 대한 포기로 이어질 즈음 불면이라는 강박관념이 나를 엄습했다.

불면의 고통 속을 헤매면서 숙면이 주는 인생의 아름다움을 동경하고 찬미하게 되었다. 즉, 불면은 내 존재에 대한 포기를 막기 위한 무의식 속의 생존용 카드였던 셈이다. 세월이 흐른 지금은 그때의 고통이 너무 감사하다. 그 시련이 있었기에 새로운 문명의 패러다임에 맞는 나름의 신념 체계를 다시 갖출 수 있게 되었다. 그 고통을 극복하는 과정에서 쓴 책이《있는 그대로 나를 바라보기》였다. 역설적이기는 하나 불면은 생을 포기하려 했던 나에게 생의 의지를 준, 생존을 위한 카드가 되었다.

내가 처음 불면이라는 것을 인식했을 때 그것은 영원히 나를 떠나지 않을 것 같았다. 두 번 다시 예전처럼 달콤한 잠을 맛보지 못할 것 같은 불안감에 떨었다. 그리하여 불면증을 극복하기 위하여 나름대로 여러 가지 노력을 기울였다. 먼저 한 달 정도 신경안정제를 먹었다. 그러나 별 효과가 없었다. 수면촉진제도 먹어 보았으나 역시 별 효과를 얻을 수가 없었다. 여기서 효과가 없었다는 것은 나에게는 그런 방

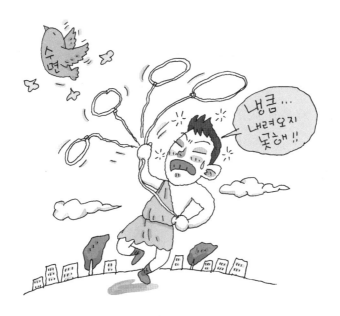

법들이 대단히 일시적이어서 근본적 해결책은 되지 못했다는 뜻이다. 세 번째로 아로마테라피를 사용했다. 저녁이면 자주색 액체가 담긴 유리병 뚜껑을 열고 코를 킁킁대며 잠을 청했다. 집이 아닌 다른 곳에서도 몰래 병뚜껑을 열어 두었다. 이것도 조금 효과가 있는 듯했지만 평생 끼고 잘 수는 없는 노릇이었다.

그래서 한의원에서 한약을 지어 와 한 달 동안 복용했다. 한약을 먹는 날은 잠이 잘 오는 것 같았으나 먹지 않은 날이나 다른 곳에서 약 없이 자야 할 때는 잠이 안 올 것 같은 두려움으로 밤을 보내야 했다. 결국 한약도 별 효과가 없었다. 다시 다른 한의원에 가서 침술 요법을 받아 보았다. 이것도 효과가 없기는 마찬가지였다.

이 모든 것이 나에게는 대단히 심리적인 효능에 불과했다. 그렇게 한 1년이 흘렀고, 나중에는 종교의 힘을 빌려 불면을 극복해 보고 싶어졌다. 거북 인형의 등을 쓰다듬으며 점을 친다는 동양철학자, 사람의 눈만 보고도 무슨 병인지 알고 고쳐 준다는 자칭 선녀라는 무속인, 안수하며 예언과 치료로 봉사한다는 모 기도원의 선교원장 등을 만나 보기도 했다. 그러나 그들은 하나같이 숙면에 관한 신통한 이야기는 한마디도 없이 불면을 이용하여 내 주머니의 돈을 노릴 뿐이었다.

그때 나는 내가 '그 무엇'에 의지해 불면을 고친다면 평생 '그 무엇'의 노예가 될 거라는 결론을 내렸다. 더 이상 약물이나 종교, 사람의 말에 휘둘리지 말자고, 다시 책 속으로 들어가 해답을 얻자고 생각하며 나는 마인드 컨트롤에 관한 서적을 많이 읽었다. 그리고 엄청난 고뇌를 통해 종합적인 해답 두 가지를 스스로 찾았다.

첫째, 불면의 실체는 없다. 불면증은 수면 장애가 아니라 수면 장애라고 스스로 지레짐작하고 걱정하면서 생기는 노이로제에 불과하다. 노이로제는 실체가 아니라 심리적 허상에 불과하다. 큰 상처를 받고, 불안에 떠는 사람은 잠을 잘 자지 못한다는 것도 보편화시킬 수 있는 말은 아니다.

"고민이 많으면 뇌 혈류량이 증가해 잠을 못 잔다", "상처가 많으면 한이 쌓여 잠을 못 이룬다"라는 말 자체가 곧 불면을 불러오는 심리적 요인이 된다. 고민과 상실감도 잠을 못 자는 것과는 별 상관관계가 없다.

둘째, 내가 잠의 주인이 되는 비결은 노예 윤리를 따르는 것이 아니라 주체의식을 갖는 것이다. 불가에서는 일체유심조一切唯心造*라 말하는데, 숙면이야말로 이 말에 딱 어울린다. 독일의 철학자 니체는 당시의 귀족과 성직자 등 지배계층이 대중을 조종하기 위해 신앙과 윤리를 강조한다고 했다. 지배층의 틀에 맞춰 세상을 보고 지배층의 질서에 순응하도록 설교하고 훈육한다는 것이다. 이것이 노예 윤리이며, 사람들

일체유심조
《화엄경》의 중심 사상으로, 모든 것은 오직 마음이 만들어내는 것이라는 뜻의 불교용어. 신라의 원효대사는 잠결에 목이 말라 마신 해골 물에서 이를 깨달았다.

꼭 기억하세요!

불면을 근본적으로 해결하려면

1. 잠을 스스로 조절할 수 있는 힘을 길러라. 아로마테라피나 수면제의 도움 없이 자력으로 자고 일어날 수 있도록 단계적으로 연습해 나가라.

2. 불면이란 수면 장애라고 스스로 지레짐작하여 염려하는 노이로제에 불과하며, 노이로제는 실체가 아니라 심리적 허상이라는 자기암시를 주라.

3. 수면 강박에 매이지 말고 내가 잠의 주인이라는 주체의식을 가져라. 내가 원할 때 자고 원할 때 일어날 수 있다는 자신감을 가져라.

은 자신들이 정신적 노예인 줄도 모른 채 지배층을 위한 지배 윤리를 칭송한다.

이러한 해답을 깨닫고 나자 나는 완전히 자유를 얻었다. 틀에 매인 정체성에서 해방된 정체성을 얻은 것이다. 틀에 매인 정체성을 지닌 채 노예 윤리에 매여 살았던 과거를 벗어던지니 내 정체성이 자유로워졌고 숙면의 자유도 얻었다. 아니, 숙면의 자유를 얻었다기보다는 본래 내 존재 속에 내재하던 것을 뒤늦게 발견하고 만끽하게 되었다.

숙면의 자유를 찾아 헤매던 내게 큰 힘이 되어 준 구절이 있다.

"그러나 여유를 가지고 네 마음대로 살아라."

잠,
부드럽게 다뤄라

수면은 비둘기,
당신이 부드럽게 손을 내밀면
비둘기는 조용히 내려와 앉습니다.
그러나 비둘기를 잡으려 한다면 비둘기는 날아갑니다.
폴 뒤부아(스위스 심리치료사)

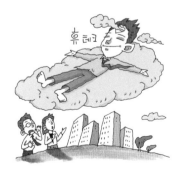

잠이 안 올 때는
이렇게 극복하라

수면 장애의 4가지 유형

사람의 몸은 끊임없이 에너지를 내보내고 충전하기를 반복한다. 에너지를 소모한 만큼 먹고 쉬어야 신체 기능이 회복되고, 머리를 사용한 만큼 자야 두뇌 기능이 원활해진다. 아무리 정신없이 바빠도 때가 되면 먹어야 하고 자야 한다. 영양 섭취와 수면은 세상의 어떤 것보다 중요하다. 그런데 사람들이 잘 먹는 법에 대해서는 알 만큼 알면서도 잘 자는 법은 의외로 모르는 경우가 많다.

잠을 못 자면 인간은 살 수 없다. 아직 살아 있다면 스스로 자각하든 못 하든 어떤 형태로든 잔 것이다. 그러나 잠을 잔다고 잤는데 푹 자지 못했다면 매사에 피곤하고 괜히 짜증이 난다. 삶이 행복하지 않다면 잠을 자도 제대로 자지 못하고 있는 것이다. 잘 먹으면 몸이 건강하고 잘 자면 마음이 건강하다. 마음이 병들면 몸이 병드는 것은 시간문제이며, 반대로 마음이 건강하면 아픈 몸도 치유된다. 따라서 잘 자는 것이 잘 먹는 것보다 중요하다.

수면 장애 중 코골이 수면무호흡증snoring, sleep apnea과 하지불안증RLS : restless legs syndrome 등의 기능성 수면 부족은 치료할 필요가 있다. 그 외의 수면불안은 대부분 자기 인지구조를 변경해야 한다.

인생에서 잠을 잘 못 자서 오는 손해는 생각보다 크다. 흔히 잠을 덜 자는 사람이 말랐다고 생각하지만 오히려 그 반대이다. 잠을 푹 자지 못하는 사람의 경우 식욕을 억제하는 물질인 렙틴이 감소하고 식욕을 촉진하는 효소가 증가한다. '미인은 잠꾸러기'라는 말이 괜히 나온 말이 아니다. 제아무리 타고난 미인도 잠을 푹 자야 눈도 맑아지고 피부도 꺼칠해지지 않는다.

자연스런 수면리듬은 졸음이 오면서 시작된다. 얕은 잠의 1, 2단계를 지나 천둥과 번개가 쳐도 기억하지 못하는 3, 4단계의 깊은 잠에 빠져든다. 심해의 적막과 같은 깊은 잠의 끝자락에서 꿈을 꾸는 5단계인 렘수면을 지나 다시 얕은 잠이 살짝 오고 이윽고 깨어난다. 이러한 수면 사이클 내에서 발생하는 수면 장애의 네 가지 유형은 다음과 같다.

수면 장애의 유형

A유형(수면 1단계)	잠들기가 어렵다.
B유형(수면 2단계)	잠은 쉽게 드나 곧 깨어난다.
C유형(수면 3, 4단계)	잠은 잘 드는 편이나 깊은 잠을 자지 못한다.
D유형(수면 5단계)	오랜 시간 잠을 자나 잠귀가 밝고 여러 잡다한 꿈을 많이 꾼다.

진짜 잠들기 어려운 A형

자려고 막상 침실에 들어가면 오히려 정신이 드는 사람이 있다. 이들은 특별히 무슨 근심이나 신경에 거슬리는 일이 있는 것도 아닌데 쉽게 잠을 이루지 못한다.

어느 대학생 쌍둥이 형제는 이렇게 말한다.

"우리 형제는 잠자리에 누워 잠들기까지 1시간 정도는 걸립니다."

이들은 전형적인 A유형이다. 이런 사람들은 자려고 하면 할수록 잠이 더 안 오기 때문에 누워서 별을 세거나 양을 세면서 자 보려고 발버둥친다. 그러나 잠을 자려는 노력이 너무 지나친 탓에 그것이 스트레스가 되고, 잠이 오게 하는 호르몬인 멜라토닌melatonin을 억제하는 경우가 생긴다.

책임감이 강한 사람 중에 이런 경우가 많다. 자신도 모르는 사이에 어떤 책임감

멜라토닌

송과선에서 생성, 분비되는 호르몬으로 밤과 낮의 길이나 계절에 따른 일조시간의 변화 등과 같은 광주기를 감지하여 생식 활동의 일주성, 연주성 등 생체리듬에 관여한다.

이 무의식을 짓누르고 있는 것이다. 또 적면 고통을 겪는 사람이 많다. 이성 앞에서는 말 한마디 못 하고 얼굴이 빨개지고, 여러 사람들 앞에 나서면 잘못한 일도 없는데 긴장이 되어 가슴이 두근거리면서 얼굴이 붉어진다. 사람들이 많이 모인 곳은 누군가가 늘 자신을 주시하는 것 같아 싫고 혼자 있는 것이 마음이 편하다. 잠자리에 누워 한참 꿈틀대다가 잠이 드는 A유형에게는 주체의식 단련법이 효과적이다. 앞서 언급한 것처럼 주체의식과 숙면은 깊은 상관관계가 있다. 주체의식 단련법은 다음과 같다.

1) 가능한 일과 가능하지 않은 일을 잘 구분한다

"내일 일은 내일 걱정하고, 오늘 걱정은 오늘로 족하다"는 구절을 마음에 새긴다. 자신과 가족의 건강, 장래 등을 지레짐작으로 미리 걱정하지 말고 모두 시간이 해결해 줄 것이라고 믿는다. 또한 사람들 앞에 서서 발언해야 할 때 청중이 '내 흠집을 잡으려고 모인 것이 아니라 모두 내 이야기를 듣고 싶어 와 있는 것'이라고 생각한다.

2) 교만한 사람들이 조종하는 열등감에 휘둘리지 마라

책임의식은 강하나 주체의식이 약한 사람들이 교만한 사람들에 의해 농락당하는 경우가 많다. 무엇이나 잘해야 하는데 주체의식이 약해 자기 것에 열중하기보다 교만한 사람이 내미는 카드를 따라가다가 스트레스를 받고 잠자리에서까지 각성 상태가 되는 것이다. 교만한 사람들은 자신의 작은 장점을 크게 보고 다른 사람의 약점은 교묘하게 비웃는다.

어느 유명 기업인은 자신이 초등학교까지만 졸업했다고 고백했다. 그는 젊은 시절 학력 콤플렉스에 빠져 자기를 혐오하며 불면의 나날을 보냈다고 했다. 이성을 만날 때도 학력을 숨겼고, 하나의 거짓말이 또 다른 거짓말을 불러 점차 걷잡을 수 없어져 과대망상증까지 나타났다. 그러다 부족한 학력이 부끄러운 것이 아니라 그것을 부끄러워하는 것이 진짜 부끄러운 일임을 깨달았다.

자신의 학력을 스스로 부끄러워하니 부끄러움 속에 그의 능력이 묻혀 버리고 다른 사람에게 이용당하기 일쑤였다. 그는 스스로 삶의 전략을 바꾸기로 했다.

"나는 가방끈이 짧지만 학력과 실력은 별개다. 졸업장은 과거의 것이고 과거가 오늘을 대신해 줄 수 없다."

이렇게 태도를 당당하게 바꾸었더니 잠도 잘 자고 하던 일도 잘되어 지금은 수십 명의 대졸 사원을 거느린 기업인이 되었다.

그는 스스로 풍부한 독서를 통해 자기 계발을 하였다. 직원들이나 거래처 사람들은 그의 지식과 지혜를 어느 유명한 박사들의 그것보다 인정하고 받아들인다.

3) 자는 사람은 자신이 잠든 시각을 모른다는 점을 스스로에게 각인시킨다

"나는 어제 새벽까지 뒤척이다가 동틀 때 겨우 한숨 잤어" 하는 말은 모두 거짓이다. 자신이 잠든 시간과 횟수를 어떻게 정확히 알 수 있을까? 잠자는 사람은 자신이 하루 저녁에 언제 몇 차례나 깊은 잠을 잤는지 알 수 없다. 정 알려면 뇌파 측정기를 대고 확인하는 방법밖에는 없다. 잠들기 어렵던 쌍둥이 대학생은 이 사실을 알고 나서는 잘 자게 되었다. '잠은 나도 모르게 드는 것'이라는 점만 깨달아도 수면 초기에 뒤척이는 습관으로 생긴 불면증은 치료될 수 있다.

쉽게 잠들어도 금방 깨는 B형

베개에 머리만 닿으면 바로 잠들지만 잠시 후 깨어나는 B유형 사람들은 밤새 토막잠을 잔다. 심한 경우에는 하룻밤에 10회 이상 잠이 깨기도 한다. 대개 이런 사람들은 신경이 날카롭고 과민해서 자기가 자다 깬 횟수까지 정확하게 기억하기도 한다. 이것은 수면 장애의 원인 중 하나인 중도각성이다. 중도각성은 일과 인간관계에서 스트레스를 받아 일시적으로 발생할 수 있으며, 장기간 이어져 체력과 지력이 저하되지 않도록 잘 관리해야 한다.

중도각성이 생길 때는 우선 신경이 곤두설 만한 일을 없애고 긴장을 풀어 신경을 둔하게 만들어야 한다. 신경을 자꾸 이완시키다 보면 신경의 예민함이 점차 완화된다. 중도 각성을 없애는 네 가지 신경 이완법은 다음과 같다.

1) 자기 전에 물을 많이 마시지 않는다

수박처럼 수분이 많은 과일은 침대에 눕기 전 2시간 이내에는 먹지 마라. 자기 전에 갈증이 난다면 물 한 컵 정도는 괜찮으나 그 이상 마시면 신경이 과민한 사람들은 밤새 화장실에 들락거리게 되므로 피하는 것이 좋다.

2) 생리적인 과각성 상태를 피한다

어떤 사람은 소음이 들려와도 잘 자는데, 과민한 사람들은 시곗바늘이 돌아가는 소리에도 잠을 이루지 못한다. 생리적 과각성 상태가 심리적 각성을 초래하여 불면증을 초래하므로 과민한 신경중인 사람은 침실을 수면용으로만 사용하는 것이 좋다.

TV 시청이나 웹 서핑, 간식을 먹는 것은 거실에서 해결하도록 한다. 또 침실에 붙은 연예인 사진이나 자극적인 물건은 치우고 편안한 느낌을 주는 물건 또는 긴장을 푸는 데 도움이 되는 글이 적힌 액자로 대체한다. 가능한 한 침실은 어둡고 조용한 환경으로 만들어 바로 잠들 수 있게 한다.

3) 병적인 결벽증을 극복한다

과민한 사람들은 방 안에 머리카락 한 올이라도 떨어져 있는 것을 용납하지 못한다. 어떤 주부는 하루 종일 몇 번이고 방 안의 미세한 먼지까지 싹 쓸고 또 닦는다. 침대 매트리스나 이불에 떨어진 머리카락과 먼지까지 몽땅 뜯어내고 털어낸다. 그런 주부들이 밤에 자다가 자주 깨는 B유형이 될 수 있다. 마시는 물도 적당히 순수해야 유익한 박테리아가 산다. 조금씩은 어질러져 있는 것을 그냥 참고 지켜보면서 신경의 긴장을 풀어 주자.

4) 자다가 깨어 다시 잠이 안 올 때는 자기암시를 한다

잠자는 중간에 문득 잠에서 깨어났다고 바로 일어나 앉지 말고 그냥 누워 있어라. 대체로 수면 주기가 90분마다 찾아오므로 다시 잠을 잘 수 있다. 그래도 정 잠이 오지 않을 때는 이불 속에 누워 스스로에게 암시를 준다. '왜 이렇게 잠이 안 오지?' 하는 생각보다는 '잠이 온다', '금방 잠이 올 것이다' 하는 생각을 반복해 보자. 이때 팔다리가 무거워진다는 느낌을 가지면 효과가 더 크다. 팔다리가 무거워지면서 따스한 잠이 내 존재를 덮고 있다고 암시를 주면 금방 또 잠이 든다. 엄지발가락을 구부려 머리에 몰린 피를 다리 쪽으로 순환시키는 것도 한 방법이다.

깊게 잠들지 못하는 C형

깊은 잠을 못 잔다는 말은 자다가 자꾸 깨어난다는 것이다. 깊은 잠을 못 자는 일반적인 경우는 앞에서 충분히 다루었으므로 여기서는 여행이나 일시적 수면 환경의 변화로 3, 4단계의 깊은 잠을 못 자는 경우를 살펴본다.

어딜 가도 잠을 잘 자는 사람도 있으나 수면 환경, 즉 잠자리가 바뀌면 깊은 잠을 못 자는 사람들도 있다. 이런 사람들은 수면 환경만 원래대로 돌려놓으면 다시 자게 되므로 그다지 걱정할 것은 없으나 여행지나 출장지에서 더 상쾌하게 효과적으로 업무를 수행하기 위해서는 숙면비법을 숙지할 필요가 있다.

환경 변화에 의해 수면리듬이 흔들리는 사람들은 상식적으로 숙면에 좋은 방법을 시도하면 된다. 평소에는 방법을 동원하지 않아도 잘 자는 유형이기 때문에 그러한 방법들이 잘 통한다.

1) 심한 운동은 하지 말고 땀이 이마에 송골송골 맺힐 정도까지만 움직인다

깊은 잠을 못 잔다고 느끼면 쓰러질 때까지 힘들게 운동을 하거나 일을 하는 사람이 있다. 이 경우 오히려 몸과 마음이 상하는 경우가 더 많다. 이런 식으로 숙면을 촉진하면 습관이 되어 잠은 자연스러운 것이 아니라 억지로 만들어내야 하는 것으로 뇌가 인식할 수 있다. 어떤 경우든 자학하듯이 자기를 다그쳐 숙면을 취하려는 것은 옳지 않다.

2) 적당한 온도로 두한족열頭寒足熱형 목욕을 한다

여행지나 출장지에서 안마나 마사지를 받으면 피로가 풀리고 몸이 나른해져 푹 잘 수 있다. 그러나 안마 서비스를 받을 수 없을 때 그 이상의 효과를 내는 것이 머리는 차게, 발은 덥게 하는 두한족열형 목욕이다. 먼저 적당한 온도의 물로 피부를 마사지해 준다. 그러면 부교감계의 활동이 촉진되어 근육의 피로가 풀린다. 그런 다음 미지근한 물로 반신욕을 한다.

한방에서는 상반신이 양이고 하반신이 음인데, 상반신 중에서도 머리는 양 중의 양이고 하반신 중에서도 발은 음 중의 음이다. 반신욕을 하게 되면 머리에 쏠린 피가 아래쪽으로 내려간다. 이때 맥박과 호흡이 안정되며 한결 몸이 상쾌해진다.

3) 약간의 술도 도움이 된다

수면 장애가 있을 때 술을 한두 잔 정도 마시는 것은 도움이 될 수 있으나 지나치면 숙면에 방해가 된다. 취할 정도로 술을 먹을 경우 입면(잠들기)에는 도움이 된다. 그러나 깊은 숙면에는 방해가 되어 자고 난 후 머리가 아프거나 더 피곤해질 수 있다. 깊은 잠을 자기 위해 과음하는 행위가 오히려 역설수면을 방해해 수면 부족 현상을 조장하는 것이다.

숙면을 유도하는 뇌 내 신경전달물질인 세로토닌의 원료가 아미노산인 트립토판이다. 이 트립토판이 뇌 내 혈압을 낮추고 뇌를 진정시켜 주는데, 알코올은 트립토판이 뇌로 전달되는 것을 방해한다. 그래서 음주 후 쉽게 잠들어 한두 시간은 잘 자지만 밤중에 자주 깨는 등 수면의 질이 저하된다.

4) 잠자리에서 경음악이나 좋아하는 음악을 듣되 지나치게 우울한 곡은 피하는 것이 좋다

어렸을 때 즐겨 들어 귀에 익숙한 음악이나 평소 선호하고 마음을 달래 주던 음악을 귀에 들릴락 말락 하게 틀어 놓는 것도 여행지에서 잠을 잘 잘 수 있는 하나의 방법이다.

5) 한밤중에 깨었다고 생각되더라도 눈을 뜨지 않는다

일단 눈을 뜨면 잠은 더 달아난다. 한밤중에 잠에서 깼을 때는 완전한 각성 상태가 아니라 비몽사몽 상태이므로 눈을 감은 채 누워 있으면 다시 깊은 잠을 자게 된다.

주말이면 아침 늦게까지 평소보다 훨씬 많이 자는 경우가 많다. 그런데 오랜 시간 잠을 잤는데도 다음 날은 더 피곤하다. 주말에 밀린 잠을 보충했는데 피로감이 더하다면 잠이 여전히 부족한 것일까, 아니면 잠이 오히려 독이 된 것일까?

주말이나 휴일에 부족한 잠을 몰아서 잔다면 시차적응을 할 때처럼 피로감을 느끼게 되는데, 사람의 수면과 각성 주기를 조절하는 생체시계가 24시간을 주기로 일정하게 움직이다가 불안정해지기 때문이다. 즉, 생체리듬이 깨진 것처럼 다음 날 오히려 더 피곤하게 된다.

너무 늦게 자면 몸의 생체시계가 이러한 수면 패턴을 인식해서 다음 날의 잠자는 시간과 기상 시간까지 연장시키기 때문에 아침에 일어나기가 힘들고 일어나도 피곤한 현상이 일어나는 것이다. 그래서 업무능력의 감소와 집중력 저하뿐만 아니라 두통이나 스트레스 및 어지럼증을 동반할 수도 있다.

평소에 잠이 부족해 주말에 밀린 잠을 보상받으려고 한다면 늦잠을 자는 것보다 오히려 1~2시간 정도 일찍 잠자리에 드는 것이 좋다. 생체시계가 앞당겨지면 다음 날 아침에 일어나는 데도 별 무리가 없고, 바쁜 일과 때문에 쉽게 생체시계가 조정될 수 있기 때문이다. 이와 함께 가장 좋은 방법은 적당한 수면 시간을 유지하면서 규칙적으로 취침과 기상 시간을 지키는 것이다.

밤새 꿈만 꾸는 D형

D유형의 사람들은 잠을 길게 자면서 꿈을 많이 꾼다고 하소연한다. 이들은 매일 꿈을 꾸느라 제대로 잠을 깊게 못 잔 것 같다고 말한다. 그러나 꿈에 대해 정확히 이해한다면 그런 불평은 사라질 것이다. 원래 꿈을 잘 꾸는 사람이 잘 자는 사람이라는 말도 있다. 꿈을 이해하면 그 말을 충분히 수긍할 수 있다.

그렇다면 꿈은 무엇인가? 이 질문에 여러 가지 의견이 있어 왔다. 꿈에 대해 소크라테스는 신의 계시로 이해했고, 아리스토텔레스는 일상생활의 찌꺼기로 이해했다. 또한 프로이트는 채워지지 않은 본능과 무의식이 바라는 간절한 소망이라고 했다. 뇌 과학이 발전하면서 점차 꿈의 신비적 요소는 믿지 않게 되었고, 꿈은 단지 개인의 경험과 소망이 투영되는 것이라고 보았다.

꿈은 우뇌와 좌뇌의 대화이다. 보통 잠자는 90분 동안 얕은 잠에서 깊은 잠 사이에 한두 차례 정도 꿈을 꾼다. 일반적으로 우리의 기억에 남는 꿈은 막 잠에서 깨어나기 직전의 꿈, 즉 대부분 새벽녘에 꾸는 꿈이다. 한밤중에 악몽을 꾸고 깼다가 다시 자면 아침이 되어 일어났을 때 대부분 그 꿈의 내용은 잘 기억하지 못한다. 꿈에서 일어났던 일들을 우뇌와 좌뇌가 교류하며 파일로 정리하고 버릴 것은 버린다.

수면 부족 호소자들의 수면 주기는 수면 충족자에 비해 불규칙하다. 이들에게는 수면 주기의 5단계 중 입면단계인 1, 2단계와 각성단계인 5단계가 가장 자주 나타난다. 즉, 깊은 잠인 3, 4단계에서 나타나는 델타파라고 하는 서파slow wave가 잠깐 나타났다가 곧 5단계인 각성단계를 거쳐 다시 입면단계로 들어간다.

각성단계에서는 깊은 휴식을 취하던 대뇌가 일부 깨어나면서 눈알을 굴리며 꿈을 꾸고 잠꼬대를 하기도 한다. 잠이 드는 입면단계에도 꿈을 꾸게 되는데, 이때의 꿈 내용과 각성단계의 꿈 내용은 다르다. 깊은 숙면 단계를 지나 의식을 찾아가는 각성단계에 나타나는 꿈은 주로 무의식이 나타나는 것이다. 이 단계의 뇌는 시각과 감정을 담당하는 영역은 활발하게 활동하지만 그 밖의 영역은 제한적으로 움직인다. 특히 기억과 판단을 하고 합리적 사고를 관장하는 전두엽이 활동을 멈추게 된다. 이로 인해 현실에서라면 상상조차 할 수 없는 일들, 예를 들면 시간과 공간을 무시하거나 비교 판단, 계획성, 가치 기준이 상실된 일들이 가끔 꿈속에서 벌어진다. 입면단계의 꿈에는 주로 낮에 경험했던 일이나 평소 갈구하던 내용이 나타난다.

입면단계에서 수면 장애를 보이는 사람들은 집착은 강하면서도 의외로 마음이 약하다. 집착과 의지가 똑같이 강한 사람은 입면단계의 수면 장애 증상이 없다. 반면 의지와 실행능력은 약하지만 집착만 강한 사람은 속을 끓이다가 강박 증세를 보인다. 이런 사람은 자신의 집착 욕구를 줄이고 흐름에 자연스럽게 맡기는 자세가 필요하다.

각성단계(역설수면)에서 수면 장애를 보이는 사람은 수면의 깊이와 수면 시간의 길이는 비례하지 않는다는 것을 기억해야 한다.

잠은 잘 자는데 도중에 자주 깨는 이들은 수면의 질을 수면 시간으로 찾으려 하는 경향이 있다. 하지만 이것은 착각이다. 수면 주기는 한 번에 90분 정도다. 하룻밤 잠자리는 이 주기가 3~5개로 구성되어 있다. 역설수면은 항상 정수면의 끝인 3, 4단계 다음에 온다. 역설수면에서 수면 장애를 겪는 사람들은 주로 "깊은 잠을 못 잤다"고 불평한다. 이들은 역설수면에서 누구나 겪게 되는 상태를 예민하게 받아들인다. 이런 예민함 때문에 역설수면이 진행되는 도중 잠이 확 깨게 되어 수면 부족을 호소하는 것이다.

역설수면 중에는 눈동자가 빨리 움직이고, 가끔 고막이 천둥소리가 난 것처럼 떨린다거나, 손가락과 발가락이 움직이기도 한다. 이는 누구에게나 일어나는 자연스러운 현상이다. 자연스러운 일을 특별하게 여기면 오해가 쌓여 문제가 생기는 것처럼 역설수면 도중 다반사로 일어나는 일을 자신에게만 일어나는 일로 특이하게 받아들일 때도 수면 부족 증상을 보이게 된다.

우리는 가끔 "밤새 악몽에 시달리느라 잠을 제대로 못 잤어" 하고 말한다. 그러나 이 말은 사실이 아니다. 전문가들에 따르면 자면서 서너 시간 동안 악몽에 시달렸다고 느끼지만 실제로 꿈을 꾸는 시간은 길어야 5초 이내라고 한다. 하룻밤에 아무리 많은 꿈을 꾸어 봐야 5번 이하인 것을 감안한다면 꿈을 가장 많이 꾼 사람도 악몽에 시달린 시간은 25초 정도밖에 되지 않는다. 나머지 몇 시간은 잠을 푹 잔 것이다.

잠을 자는 사람은 누구나 꿈을 꾸게 되어 있다. 잠자리에서 꾼 꿈의 내용을 즉시 잊어버리는 사람은 꿈도 안 꾸고 잘 잤다고 말한다. 또한 꿈의 내용을 기억하는 사람과 일어난 후에도 무슨 꿈을 꾼 것이 없나 기억해내려고 애쓰는 사람은 똑같은 잠을 자고도 밤새 꿈만 꾸었다고 투덜댄다. 전자는 단시간 숙면을 취한 사람이고 후자는 자는 시간만 길었지 얕은 수면을 취한 타면형惰眠型, 즉 게으른 수면을 취한 사람이다.

꿈을 많이 꾸는 경우는 필요 이상의 잠을 잘 때이다. 심하게 말하면 게을러서 불필요한 잠에 취해 있느라고 잠자리에서 뒤척이면 꿈만 꾸게 된다. 아침잠은 여분의 잠이다. 여분의 잠은 심신의 피로회복에 필요한 수면이 아니라 시간을 낭비하는 잠이다.

D유형의 사람들에게 필요한 처방은 잠자는 시간을 줄이는 것이다. 이런 사람들은 잠은 '양'이 아니라 '질'이라는 금언을 침대맡에 붙여 놓을 필요가 있다. 잠을 좀 적게 자면 과도

한 꿈을 줄일 수 있다. 장시간 수면으로 꿈속을 헤매다가 멍한 머리로 일어나지 말고, 짧게 자고 정해진 시간에 상쾌한 기분으로 일어나라.

꼭 기억하세요!

수면 장애의 유형별 대처방법

A유형 | 잠들기가 어렵다.	B유형 | 잠은 잘 드나 쉽게 깬다.
수면 1단계에서의 장애	수면 2단계에서의 장애
대처방법: 주체의식 단련법	대처방법: 신경 이완법
· 가능한 일과 불가능한 일을 구분하고 불가능한 일은 포기한다. · 주체의식을 갖고 쓸데없이 남에게 스트레스를 받지 않는다. · 잠드는 시간은 아무도 모른다는 것을 깨닫는다.	· 자기 전에 물을 많이 마시지 않는다. · 침실 환경을 어둡고 조용하게 만든다. · 양쪽 엄지발가락을 구부려 피가 아래로 몰리게 한다.
C유형 | 깊은 잠을 자지 못한다.	D유형 | 밤새 오락가락 꿈만 꾼다.
수면 3, 4단계에서의 장애	수면 5단계에서의 장애
대처방법: 상식적 수면법	대처방법: 역발상 수면법
· 가벼운 운동을 한 후 미지근한 물에 반신욕을 한다. · 자기 전에 술 한두 잔을 마시거나 좋아하는 음악을 듣는다. · 잠자는 도중 깨도 눈을 뜨지 않는다.	· 양적인 수면보다는 질적인 수면을 취한다. · 수면 시간을 줄이고 일정한 시간에 반드시 일어난다.

인생을 바꾸는 4가지 숙면법칙

마음을 비워야 성공과 숙면이 따른다

인생의 성공은 개인의 능력보다 삶의 태도에 더 많이 좌우된다. 아주 특출한 능력을 가진 사람은 혼자서도 성공할 수 있으나 보통 사람들은 말투, 옷맵시, 얼굴 표정, 사람을 대하는 태도가 성공에서 중요한 구실을 한다.

성공과 마찬가지로 숙면도 개인의 태도에 달려 있다. 내가 만나는 사람과 일을 어떤 태도로 대하느냐가 숙면에 중요하다. 태도는 개인의 마음에서 나온다. 그렇다면 성공도 숙면도 개인의 마음에 따른 것이다. 여기서 성격이라고 말하지 않고 '마음'이라고 한 것은 성격은 다양하며, 그중 어떤 성격이 더 바람직하고 어떤 성격이 더 나쁘다고 할 수 없기 때문이다. 사람의 마음이 태도를 결정하고, 태도가 숙면과 성공을 결정하는 것이다.

마음이 특정한 형태로 굳어진 것이 성격이다. 마음이 굳어지면 사람은 다른 상황이 조금만 발생해도 불안해하며 잠을 잘 못 잔다. 그래서 마음을 비우고 긴장을 풀어야 한다.

어느 시골에 수염이 긴 할아버지가 있었다. 사람들은 모두 그 수염이 《삼국지》에 등장하는 관운장의 수염보다 더 아름답다고 칭찬했다. 어느 날, 수염에 큰 긍지를 갖고 살던 할아버지에게 어린 손자가 물었다.

"할아버지는 주무실 때 수염을 이불 밖에 내놓고 주무세요, 아니면 이불로 덮고 주무세요?"

"글쎄다. 기억이 잘 나지 않는구나. 오늘 저녁에 자 보고 말해 주마."

할아버지는 그날 밤 그동안 수염을 어떻게 두고 잤는지 도무지 알 수가 없었다. 밤새 수염을 이불 밖으로 내놓았다가 다시 이불 속으로 넣었다가를 반복하며 뜬눈으로 밤을 새우고 말았다.

다음 날 밤도 수염을 내놓으면 턱이 시린 것 같고 이불 속에 넣으면 수염이 신경 쓰여 역시 잠들지 못했다. 며칠 밤을 그렇게 뒤척이다가 잠자리에서는 수염을 의식하지 않기로 마음먹고 나서야 다시 잠을 잘 자게 되었다.

마음이 경직될 때 나타나는 증상은 무엇에 자꾸 집착하는 것이다. 나이가 어릴수록 잘 자는 이유가 아직 마음에 집착하는 것이 생기지 않아서이다. 나이를 먹어 가면서 공부에 대한 집착, 이성에 대한 집착, 금전에 대한 집착, 권력에 대한 집착, 복수에 대한 집착 등이 생기고, 그러면서 그 집착들이 세분화되어 강박증으로 나아간다.

공부에 대한 집착은 특정 대학이나 학위에 대한 강박증으로, 이성에 대한 집착은 특유한 스타일을 지닌 이성에 대한 강박증으로 구체화된다. 집착이 구체화될수록 만족도도 떨어지기 마련이다. 삶의 만족도를 높이려면 마음을 비우고 너그러워져야 한다.

그럼 왜 집착이 강한 사람에게 불면의 날이 많은 걸까? 잠은 사람을 무심의 경지로 이끌어 잠드는 순간 모든 집착이 사라진다. 그러니 집착이 강한 사람은 잠이 깊이 들면 현재 내가 집착하는 것을 잊어버릴까 두려워 쉽게 자지 못하는 것이다.

잠이 드는 이유는 무엇인가? 무심해지기 위해서이다. 수면의 단계가 깊어질수록 더욱 그렇다. 반대로 수면이 얕아지면 다시 무언가에 예민해지고 집착하게 된다. 무심은 마음이 없다는 뜻이 아니다. 나그네 같은 인생을 살면서 무엇에 대해 특별히 강박적으로 집착하지 않고 불필요한 것은 신경을 쓰지 않는다는 것이다.

어떻게 하면 마음을 비울 수 있을까? 여기에는 세 가지 방법이 있다.

첫째, 어떤 문제가 내가 신경 써서 해결할 수 있는 문제라면 신경을 써서 해결하면 그만이다.

둘째, 신경을 써도 해결할 수 없는 내 능력 밖의 일이라면 관심을 끈다. 서양 속담처럼 엎질러진 우유를 보고 울지 않고, 이지러진 달 때문에 슬퍼하지 않는다.

셋째, 신경 쓸 가치가 없는 일에는 아예 관심을 두지 않는다. 수염을 이불 속에 넣고 자느냐 내놓고 자느냐 하는 문제처럼 가치 없는 일들은 마음에 담아 두지 않는다. 쓸데없는 생각에 묶이기 시작하면 결코 무심해질 수 없다. 쓸데없는 관심을 점차 줄이는 습관을 길러라.

대책을 세우는 낙관주의자가 돼라

대학 동창 둘이 함께 사업을 잘 키워 나가던 중 IMF 외환 위기를 맞아 회사가 부도나고 말았다. 한 친구는 실의에 빠져 술로 세월을 보냈지만, 다른 한 친구는 포장마차로 장사를 시작하여 이전과 같은 규모의 회사를 다시 차렸다. 절망의 상황에서도 희망을 품고 자신이 할 수 있는 일부터 시작하여 예전의 상황으로 회복한 것이다. 역시 긍정의 힘은 놀랍다.

미국 펜실베이니아대학의 마틴 셀리그만 교수는 많은 사람들이 주로 무슨 생각을 하고 사는지 궁금했다. 그는 20년간 35만 명이나 인터뷰한 결과 낙관주의 경향을 띤 사람들이 성공한 경우가 많다는 것을 발견했다.

낙관적인 사람일수록 끊임없이 아이디어를 생각해내고 열정이 넘친다. 불평하거나 불만을 토로하고 고민을 하는 시간이 적기 때문에 시간을 활용하는 것도 훨씬 생산적이다. 비슷하게 살아가도 낙관적인 사람이 질병에 대한 면역력이 더 크고, 잠을 덜 자도 거뜬하게 하루를 산다.

긍정의 힘은 운명을 바꿔 놓는다. 물론 현실을 무시하고 무위도식하면서 입으로만 긍정하라는 것은 아니다. 냉철하게 현실을 분석하고 아울러 소망의 미래를 향해 긍정적 노력을 기울여야 한다.

실현 가능성이 없는 계획이나 아무 대책 없는 절망 따위는 숙면을 방해한다. 뇌가 미래를 낙관하고 있어야 잠도 잘 잘 수 있다.

그렇다면 어떻게 해야 할까? 해답은 간단하다. 뇌에 긍정적 호르몬을 보내면 된다. 그럼 어떻게 뇌에 긍정 호르몬을 흘려보낼까? 꼭 약을 복용해서 공급할 필요는 없다. 돈 들여 약을 먹지 않아도 스스로의 마음가짐에 따라 신비하게도 뇌에 긍정 호르몬이 공급될 수 있다.

《삼국지》의 조조가 군사를 거느리고 큰 산을 넘을 때였다. 날도 더운데 마실 물이 없었다. 더위와 갈증에 지쳐 가는 군사들에게 조조는 말했다. "이 산 너머에 살구 밭이 있다!"

이 한마디에 군사들은 가뿐하게 산을 넘었다. 조조의 말이 병사들의 뇌에 긍정 호르몬을 공급했던 것이다.

긍정 호르몬이 뇌에 흐르게 하기 위해서는 지금까지 해 놓은 일을 과소평가해서도 안 된다. 현재 진행 중인 일의 성과를 미래지향적으로 평가하고 자기 자신을 컨트롤하는 것이 바람직하다. 한 걸음 더 나아가 당신이 살아온 지금까지의 삶을 무시하지 말고 긍정하라. 어떤 일을 했고 무엇을 경험했든지 그 경로를 통해 지금 여기 있고 또 앞으로 나아가는 것이다. 스스로 걸어온 경로에 대해 긍정하고 찬사를 보낼 줄 알아야 현실도 즐거워진다. 과거와 화해하고 해방된 마음으로 오늘을 살자.

필자는 원고를 쓰기 시작한 지 얼마 안 된 시기에는 원고 마감일이 가까워 오는 것이 불안했다. 그 불안감을 없앨 수 있었던 방법은 바로 써 놓은 글의 양이 매우 적더라도 앞으로 써야 할 글보다는 많은 양을 썼다고 생각하는 것이었다. 겨우 제목과 목차 그리고 방향만 잡았을 뿐이었지만, 작업의 반은 이미 끝난 것이라고 스스로 생각하기로 마음먹었다. 그랬더니 훨씬 마음이 안정되었다.

무슨 일이든 짜증을 내면 불쾌한 감정을 유발하는 호르몬이 분비되어 피로감이 더 쌓이는 법이다. 머리는 멍해지고 하품만 나오고 금세 뇌는 포화상태에 이른 듯한 증상이 나타난다. 이런 상태로 일하면 능률이 오를 리 없다. 그러나 무슨 일이든 유쾌하게 하면 긍정 호르몬이 분비된다.

어떤 일을 할 때 "아휴, 내 팔자야", "지겨워 죽겠네"라는 말 대신 "일할 수 있어 행복하다", "내 힘이 필요한 곳이 있어 좋다"라든지 "이 일이 내 인생을 즐겁게 해 줄 거야"라는 긍정적인 말들을 해보자. 또 일하다 짜증이 나면 '앞으로 해야 할 일보다 이미 해 놓은 일이 더 많고 일의 질적인 면에서도 탁월하다'고 마음먹어 보라.

뭐든 시작이 반이다. 어떤 일이든 시작을 했으면 이미 절반은 끝낸 셈이며, 따라서 아무리 힘든 일도 시작과 동시에 이미 반 이상은 완수한 것이다.

마라톤에서 오버페이스를 하면 중간에 낙오하기 쉽다. 그리고 낙오한 이들은 너무 지친 나머지 이런 말을 한다. "어휴, 아직도 반이나 남았네." 그러나 자기 페이스에 충실하며 완주하는 사람들이 이때 하는 말은 이렇다. "음, 이제 절반밖에 안 남았네."

쉴 때는 푹 쉬자

휴식을 뜻하는 영어는 레크리에이션recreation이다. 즉, 재창조하는 것이다. 휴식 중의 최고가 잠자는 것이다. 미인만 잠꾸러기가 아니라 위대한 발명을 하는 천재들 중에도 잠꾸러기가 많다. 여행이나 오락 등의 휴식 행위는 본격 휴식인

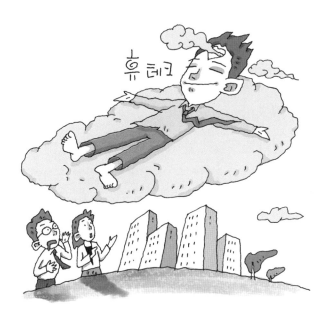

잠을 위한 준비 과정이다. 잠은 휴식 그 자체이며, 휴식이라는 말로 부족해 '안식'이라고도 부른다.

이른바 휴테크休tech*를 잘하는 사람들은 휴식 시간에 꼭 무엇을 해야 한다는 원칙을 정해 놓지 않는다. 휴식 시간에는 지친 뇌와 몸을 쉬게 해 다시 원기를 회복해야 하는데 게임, 오락, 영어 학습, 데이트 등 무엇을 해야 한다고 규정지으면 그것이 또 하나의 일이 되어 심신을 더 지치게 할 수 있다.

> **휴테크**
> 휴식과 여가 시간을 활용하여 창의력을 키우고 자기 계발을 함으로써 경쟁력을 키우는 일을 말한다.

여행도 마찬가지이다. 안식을 위한 수단으로 여행이 의미를 지니는 것이지 여행 그 자체가 목적이 되면 여행도 일이 된다.

휴식은 해 오던 일을 완전히 중단하는 데서 시작된다. 특히 전문직종에 종사하는 사람일수록 휴식을 취할 때는 하던 일을 완전히 벗어던지는 것이 중요하다. 모든 일은 종합적 관점에서 바라볼 필요가 있다. 한 가지 일에 너무 오래 집중하는 경우 전체적인 연관성을 가지지 못해 일의 결실이 현실적으로 효용성이 없게 된다. 내가 줄곧 하는 일을 잘하기 위해서도 그 일과 완전히 절연한 상태의 휴식이 필요하다.

매일 일과 중의 휴식 시간과 점심시간은 물론이고 휴양지에서까지 일에 매달리는 사람은 뇌의 메커니즘을 잘 모르는 사람이다. 쉴 때 제대로 쉴 줄 알아야 자율신경 중 부교감신경의 기능이 약해지지 않는다. 돌쇠처럼 일만 알면 일할 때 활발한 교감신경이 강해진다. 그러나 부교감신경의 활동이 활발해야 저녁에 편안히 잠을 잘 잔다.

수면의 질은 휴식의 질에 달려 있다. 수면에 좋은 휴테크 두 가지는 다음과 같다.

1) 짧은 점심시간을 일로 소모하지 않는다

일이 많다고 음식을 배달시켜 먹으며 일하고, 심하면 아예 식사를 거르면서까지 일에 매달리는 사람들이 있다. 일이 좋아서 나도 모르게 일에 빠져든 경우라면 몰라도 의도적으로 식사의 태도와 방법까지 업무 속에 집어넣으면 뇌에 업무 강박증을 심어 주어 수면에까지 지장을 줄 수 있다.

점심시간에는 업무로 인해 긴장된 기분을 풀어 주고 잠시 뇌파를 완만하게 하여 오후에 집중해야 할 업무에 대비한다. 일과 중 휴테크의 핵심은 기분전환이다. 아무리 일이 복잡해도 30분 정도는 머릿속을 비우는 것이 곧 숙면을 부르는 방법이다.

2) 휴일에는 평소와 다른 수면 테크닉을 사용한다

수면 테크닉의 요점은 질 좋은 잠을 단시간에 자는 것이다. 그러기 위해서 평소에는 어떤 경우에도 기상 시간을 일정하게 정해 놓는다. 일정한 시간에 무리 없이 기상하려면 당연히 전날의 취침 시간도 일정해야 한다.

그러나 직장이나 가족의 일로 정해 놓은 취침 시간을 훨씬 넘겨 한밤중에 귀가하는 경우가 발생할 수도 있다. 이런 경우를 대비해 휴일에는 부족한 수면량을 충분히 채워 주는데, 이때 수면량은 평소보다 2시간 정도 늘려 잡는다. 여기서 주의할 점은 실컷 자야겠다고 생각하면서 오전 10시가 넘도록 계속 잠을 자면 생체리듬이 뒤로 밀려나 밤에 잠이 잘 안 오는 경우가 생긴다는 것이다. 평일 수면 테크닉의 핵심은 수면의 질이고, 휴일 수면 테크닉의 핵심은 부족한 수면량을 보충하는 것이다.

주5일 근무를 하는 사람이라도 토요일까지는 일정 시간

Tip
새소리는 소음인가, 노래인가

대작 《프랑스 혁명사》를 쓴 영국의 유명한 역사가이자 문필가인 토머스 칼라일. 그는 굉장히 신경이 예민한 사람이었는데, 그가 살던 한적한 마을이 점차 발전하면서 번화가가 되자 1층에 있던 서재를 2층으로 옮겼다. 얼마 뒤 새를 기르는 사람이 이웃에 이사오게 되었는데, 칼라일은 새소리가 거슬려 다시 3층으로 서재를 옮겼다. 그러나 3층에서도 새소리는 여전히 시끄럽게 들려왔다. 어느 날 아침 칼라일은 벌겋게 충혈된 눈으로 이웃을 찾아가 문을 두드렸다.

"어젯밤 댁의 새가 밤새 울어 한잠도 잘 수 없었습니다."

"그래요? 우리 집 새는 저녁에 두세 번밖에 울지 않는데요."

머쓱해진 칼라일은 이렇게 말했다.

"그게 문제입니다. 두세 번 울고 나면 다음에는 언제 울지 기다리느라 잠을 잘 수가 없단 말입니다."

칼라일의 수면 장애는 새소리 때문이 아니었다. 새소리를 들은 것은 다른 이웃들도 마찬가지였으나 모두 잠을 잘 잤다. 새소리를 민감하게 받아들이는 칼라일의 태도가 바로 불면 노이로제의 원인이 된 것이다.

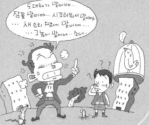

에 기상하고 일요일만큼은 평소보다 늦게 일어나자. 주6일 근무를 하는 사람도 마찬가지다. 이렇게 평일에 부족한 수면을 휴일에 보충해 주면 교감신경과 부교감신경의 자율리듬이 확실히 재정비된다.

휴일 아침에는 느긋하게 자고 일어나 인공적인 분위기가 별로 느껴지지 않는 장소를 찾아가 본다. 멀리까지 갈 필요 없이 현재 사는 곳 주변에서 자연과 가장 가까운 곳을 찾아가 보고 차분히 지난 한 주를 회고한 다음, 다음 한 주의 계획도 세워 본다. 월요일에 정해 놓은 기상 시간에 일어날 수 있도록 일요일 밤에는 너무 늦게 자지 않도록 한다.

휴일을 업무의 연장으로 삼는 사람도 휴일을 잘못 보내는 것이지만 그보다 더 휴일을 망치는 사람들이 있다. 바로 낮잠을 자는 사람들이다. 휴일에 낮잠을 자는 사람은 휴일 수면 테크닉의 기본을 망각한 사람이다. 휴일에 대낮까지 늘어지게 잔 사람은 막상 밤에는 잠이 오지 않기 때문에 새벽까지 딴짓을 하게 되고, 이로 인해 기분 좋게 시작해야 할 월요일부터 망치게 된다.

심리적인 맷집을 키워라

복싱 역사상 최고의 선수로 손꼽히는 무하마드 알리도 무수히 두들겨 맞으며 챔피언이 되었다. 권투 선수는 맷집이 좋아야 챔피언도 되고 롱런할 수 있다. 맷집이 좋으면 상대 선수가 때리다 제풀에 지치게 된다.

사람이 성공하기 위해서는 맷집이 좋아야 한다. 권투 선수는 신체적 맷집이 좋아야 하지만 제각각의 인생을 사는 우리들은 심리적 맷집이 좋아야 한다. 인생이 바다라면 끝없는 경쟁의 파도를 헤쳐 나가야 한다. 수없이 닥쳐오는 격랑을 무엇으로 이기겠는가? 돈도 아니고 권력도 아니다. 인생의 격랑에 부딪쳐 좌절하고 생을 포기한 사람 중에는 재벌도 있고 유명 정치인도 있고 인기 연예인도 있다.

정상의 자리는 한정되어 있고 그 위치에 올라서려는 사람은 많다. 정상 가까이 가는 사람은 무수한 비난과 애매한 모욕, 교묘한 올무들을 수없이 견딜 수 있어야 한다. 마음이 본래 순수하고 여리다는 것은 장점이 될 수도 있으나 낮에 듣기 싫은 소리를 몇 마디 들었다고 상처를 받아 잠자리에서까지 뒤척이는 심약한 사람은 성공과는 거리가 멀다.

"잠을 잘 자는 사람이 성공한다."

몇 해 전 필자가 불면증과 관련된 사이트들을 뒤지면서 찾은 글 중에 인상 깊게 본 구절이다.

과언이 아니다. 칭기즈칸, 처칠, 링컨, 루스벨트 등과 같은 위인들도 성공의 자리에까지 올라가면서, 또 그 자리를 유지하면서 얼마나 많은 비난과 위기의 순간들을 겪었겠는가? 그래도 그들은 잘 잤다. 일시적 수면 장애가 있었겠지만 대체로 잘 잤다. 그들에게는 비난과 위험을 잘 견뎌내는 심리적 맷집이 있었던 것이다.

과거 아이들에 비해 요즘 아이들은 비교할 수 없이 허약해졌다. 몸은 비대하나 심리적으로는 약해졌다. 아이들에게 영어를 잘하고 성적을 올리고 출세하는 기술을 가르치기에 앞서 심리적 맷집을 탄탄하게 만들어 주어야 한다.

허약한 마음으로는 아무것도 성취할 수 없다. 혹 성취했어도 곧 놓치고 만다. 호랑이는 자기 새끼를 낭떠러지에 굴려서 강하게 만들고, 독수리는 새끼를 바다 위에 떨어뜨려 날개의 힘을 기르게 한다.

인도의 마하트마 간디를 예로 들어 보자. 간디는 살아 있는 동안 집요한 살해 위협을 받으며 살았다. 암살당할 즈음에 그는 이런 말을 남겼다.

"인생은 세상이라는 정원에 찾아든 짧은 봄과 같다. 그동안 화려한 풍경을 즐긴다. 내가 종기나 만성병으로 죽으면 나는 가짜 마하트마이다. 하지만 지난주에 일어난 것과 같은 폭발 사건이나 총격으로 내가 라마신의 이름을 부르며 숨진다면 나는 진정한 마하트마라 할 수 있다."

간디는 며칠 후 평상시처럼 새벽 4시 30분에 일어나 일하다가 세 발의 총성과 함께 라마신을 부르며 쓰러졌다.

이런 위협과 불안 속에서도 간디가 얼마나 잠을 잘 잤는지를 보여 주는 일화가 있다. 그는 어느 자리에서든 몇 분 자겠다고 말하면 정확히 그 시간만큼 자고 일어났다고 한다. 단 1분도 초과하지 않았다. 그리고 기차나 자동차 또는 마차를 탈 때 자리에 앉으면 1분이 채 안 되어 잠이 들었다. 한번은 간디가 함께 독립운동을 했던 네루의 장례식에 참석하고 돌아오는 길이었다. 간디가 탄 자동차가 신작로의 커브 길에서 벗어나 살짝 전복되었다. 차는 기울고 간디는 차 밖으로 튕겨 나갔다. 수행원이 걱정이 되어 달려가 보니 간디는 길 옆에 누워 그대로 자고 있었다.

간디는 중상모략은 물론 직접적인 생명의 위협도 아무렇지 않게 받아넘길 정도로 심리적 맷집이 탄탄했다. 오늘 우리가 툭하면 못 견뎌 하는 것은 물리적 위해가 없는 비웃음이나 수군거림 따위가 아닌가. 모진 말은 모진 마음으로 받아내는 버릇을 기른다면 심리적 맷집이 저절로 강해질 것이다. 도저히 참을 수 없다 싶으면 간디를 떠올려 보자.

간디는 저격당하는 날까지도 아무렇지 않게 잘 자고 잘 일어났으며, 잘 먹고 일도 열심히 하며 일상의 삶을 살았다. 우리라고 그렇게 살지 못하라는 법은 없다. 우리는 적어도 생명의 위협 없이 살지 않는가.

골프 황제 타이거 우즈의 뒤에는 항상 그의 아버지 얼 우즈가 있었다. 얼 우즈는 아들이 세 살 되던 해부터 골프채를 잡게 했다. 이후 아들의 대회 때마다 함께 다녔던 얼 우즈는 늘 아들에게 이렇게 말했다.

"골프에서는 어떤 경우든 멘털 게임mental game(심리적 경기)
이 중요하다."

아버지의 가르침 덕분에 타이거 우즈는 어떤 위기에서도
흔들리지 않고 코스를 공략하여 세계적인 골프 황제가 될 수
있었다.

꼭 기억하세요!

인생을 바꾸는 4가지 숙면법칙

1. 집착을 버리고 마음을 비워야 숙면과 성공이 따른다.
   신경을 써서 문제를 해결할 수 있으면 신경을 집중해 빨리 해결하라.
   하지만 신경을 써도 해결할 수 없으면 아예 관심을 꺼라. 그리고 신경
   쓸 가치가 없다면 생각도 하지 마라.

2. 뇌에 긍정 호르몬이 흐르는 낙관주의자가 돼라.
   지금까지 해 놓은 일을 과소평가하지 말고, 현재 진행 중인 일의 성과
   를 미래지향적으로 평가하라. 또한 당신이 살아온 지금까지의 삶을
   무시하지 말고 긍정하라. 스스로 걸어온 경로에 대해 긍정하고 찬사
   를 보낼 줄 알아야 현실도 즐거워진다.

3. 쉴 때는 해오던 일을 완전히 중단하고 푹 쉬라.
   짧은 점심시간이라도 식사 후에는 바로 일하지 말고 30분이라도 푹
   쉬라. 휴일에는 느긋하게 부족한 잠을 보충하라. 하지만 오전 10시 이
   후까지 늦잠을 자거나 낮잠을 자면 월요일이 힘들어진다.

4. 심리적인 맷집을 키워야 잠도 잘 자고 성공한다.
   다른 사람의 비난이나 모욕 또는 상처 때문에 잠 못 들고 뒤척인다면
   성공도 없다. 일시적인 수면 장애가 있다 해도 비난과 그로 인한 상처
   를 견뎌낼 수 있는 내성을 길러야 한다. 그래야 잘 잘 수 있다.

상쾌한 하루를 원한다면
일상을 혁신하라

잠은 신이 내린 유일한 공짜 선물.

미국 속담

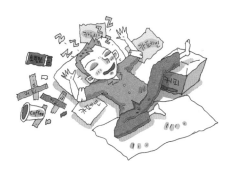

작은 **변화**로
하루가 달라진다

담배의 기쁨을 포기하라

작은 변화가 큰 결과를 낳는다. 잠 좀 못 잔다고 해도 별 것 아닌 것처럼 행동하는 사람들이 많다. 사람은 다 깨끗하고 맑은 두뇌로 살기를 원하지 흐리멍덩하게 살기를 원하는 사람은 없다. 맑은 사고와 명석한 분석력은 모두 잠을 잘 자야 가능하다. 개인의 불면은 개인에 그치지 않는다. 잠을 잘 못 자서 생기는 흐릿한 사고는 가족과 동료와 사회에 막대한 지장을 초래한다.

미국에는 수면 장애가 있는 여성만 해도 7,000만 명이 넘는다고 한다. 한국보건사회연구원의 조사에 따르면 우리나라에도 수면 장애를 경험한 사람이 전체의 73.4%에 달하고 있다. 가히 불면증에 시달리는 사회라고 부를 만하다. 너도 나도 점차 수면의 중요성을 깨달으면서 사회적으로 숙면에 대한 인식이 확산되고 있다.

숙면은 일상의 간단한 변화로 충분히 가능하다. 그중 첫째가 담배를 끊는 것이다.

영국의 과학자인 뉴턴은 담배를 입에 대지 않았다. 사람들이 왜 담배를 피우지 않느냐고 물으면 생활필수품이 하나 더 생겨 번거로울까 봐 피우지 않는다고 대답했다고 한다.

백해무익하다는 것을 알면서 왜 많은 사람이 담배를 피울까? 우선 즐겁기 때문이다. 담배 속의 흥분제인 니코틴nicotine*이 흡연자의 뇌를 자극하여 일종의 쾌감을 주는 것이다. 애연가에게 기쁨을 주는 이 니코틴은 진정제의 구실을 하는 동시에 뇌세포 간의 정보 전달을 방해하기도 한다. 니코틴의 맛을 본 신경계는 더 많은 니코틴을 요구하여 흡연량은 점차 늘어나게 된다.

니코틴
담배에 들어 있는 알칼로이드의 하나로 무색의 휘발성 액체인데, 빛이나 공기와 접하면 산화하여 갈색을 띠고, 알코올이나 에테르 따위에 잘 녹는다. 독성이 있어서 적은 양은 신경조직을 흥분시켜 정신 활동을 왕성하게 하지만, 많은 양은 신경조직을 마비시킨다.

또한 니코틴은 교감신경을 흥분시키는 아드레날린이라는 호르몬의 분비를 촉진한다. 그 때문에 니코틴을 많이 흡입한 만큼 숙면에 방해가 된다. 졸릴 때 담배를 한 모금 피워 보라. 커피 한 잔을 마시는 것보다 더 빠른 속도로 잠을 쫓아 줄 것이다. 니코틴이 주는 흥분에 길들여진 사람은 자다가도 담배를 피우고 싶어 일어나는 경우가 있다. 줄담배를 피우는 사람들에게는 깊은 숙면 단계인 4단계의 뇌파가 잘 나타나지 않는다는 연구 결과도 나와 있다.

만일 당신이 애연가라면 당장 담배를 끊어 보라. 일시적으로 금단현상이 일어나 숙면에 지장이 생길 수도 있다. 그러나 그것에서 오는 상실감은 매우 짧은 기간 안에 끝나고 머지않아 깊은 잠의 맛을 보게 될 것이다. 특히 담배는 숙면을 방해하는 또 다른 요인인 카페인caffeine이 몸속에서 분해되는 것을 늦추는 작용을 하기 때문에 더욱 자제해야 한다.

세계의 장수 전문가들이 항상 장수의 비법으로 강조하는 첫 번째가 바로 금연이다. 어느 나라에서나 남자의 수명이 여

카페인
커피의 열매나 잎, 카카오와 차 따위의 잎에 들어 있는 알칼로이드이다. 무색의 결정으로 쓴맛이 있으며, 흥분제 · 이뇨제 · 강심제 등에 쓰며, 많이 사용하면 중독 증세를 일으킨다.

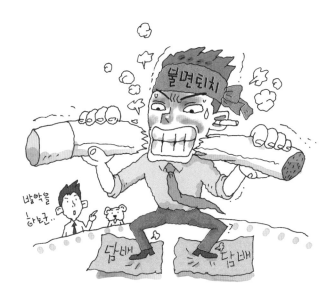

자보다 짧은 이유는 남자의 흡연율이 높기 때문이다. 한 통계에 따르면 흡연자의 60%는 75세 이전에 사망하고 비흡연자의 80%는 75세가 넘어도 생존하는 것으로 나타났다. 당신은 담배를 피우는 사람인가? 담배 연기 속에 숙면과 수명이 함께 날아간다는 것을 기억하라.

커피 한 잔에 인생이 달렸다

아침에 일어나 조간신문 또는 인터넷 뉴스를 훑어보며 음미하는 한 잔의 커피로 당신의 눈빛은 초롱초롱 빛난다. 커피 속의 카페인이 바로 우리를 몽롱한 상태에서 벗어나게 한다.

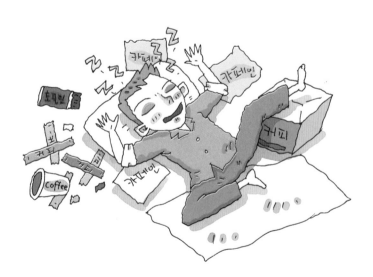

커피를 비롯해 홍차, 녹차, 콜라 등에 들어 있는 카페인은 우리 몸에서 각성 작용을 일으키지만 카페인이 든 음료를 활용하여 숙면을 유도하는 방법도 있다. 깨어 있어야 할 낮에 자꾸 졸리고 정작 자야 할 밤에는 잠이 잘 안 오는 경우 낮에 카페인 음료를 섭취하여 생활의 균형을 맞추는 것이다. 졸음이 오는 낮에는 커피 한 잔이나 소량의 초콜릿을 먹는 것도 좋다.

저녁에 섭취한 카페인은 무의식으로 들어가야 할 뇌를 흥분시킨다. 불안, 초조, 설사, 불면 등의 증상도 카페인과 무관하지 않다. 중추신경을 흥분시키는 이러한 카페인의 영향은 사람마다 다르나 보통 5~12시간 동안 이어진다.

다행히 인체는 카페인을 스스로 분해하는 능력을 지니고 있다. 건강한 성인 남자의 경우 섭취한 카페인의 50%는 5시간 내에 완전히 분해되므로 카페인이 함유된 커피, 콜라, 차, 초콜릿 등은 오후 4시 이후에는 섭취하지 않는 것이 좋다. 그러나 어린아이의 경우 분해하는 속도가 느려 3~4일이 지나야 카페인이 분해되기 때문에 아이들은 커피를 마시지 않는 것이 좋다.

성인이라도 체질에 따라 카페인을 분해하는 속도는 다를 수 있다. 잠들기 전에 콜라, 녹차, 커피를 아무리 마셔도 잘 자는 사람이 간혹 있다. 그러나 흥분 작용을 하는 카페인이 숙면과 상극임은 분명하다. 해가 진 다음에는 커피, 콜라, 초콜릿 등의 카페인성 식품을 먹지 않는 것이 좋다. 커피를 마시고 싶다면 모닝커피를 즐겨라.

미지근한 샤워가 좋다

잠들기 전에 하는 샤워는 숙면을 취하는 데 도움이 된다. 올바른 샤워를 하기 위해서는 우선 수온이 체온과 비슷하도록 유지하는 것이 중요하다. 적당한 수온은 36~40도 전후로, 수온이 너무 높으면 혈액순환이 촉진되어 교감신경을 자극하게 되므로 금방 잠들기가 어렵다.

자기 전에 목욕을 하거나 그것이 여의치 않으면 족욕을 하자. 따뜻한 물로 족욕을 해 주면 체온이 상승한다. 체온이 상승한 상태로 침대에 가서 누우라. 당신의 체온이 하강하면서 태양을 받아 몸에 쌓인 멜라토닌이 일시에 분비되어 금세 깊은 잠으로 빠져들 수 있다.

편안한 기분으로 미지근한 물에 몸을 담그고 배를 마사지해 주면 복부비만도 사라지고 변비에도 좋다. 배꼽을 구심점으로 삼아 양손으로 둥글게 누르며 주물러 준다.

기분 좋은 피로를 만들어라

'기분 좋은 피로'란 저녁에 기분 좋게 잠들 수 있는 피로이다. '기분 나쁜 피로'는 몸이 힘들기만 할 뿐 잠은 오지 않는다. 피로를 쌓을 때에도 기분 좋게 쌓아야 기분 좋게 풀린다. 기분 좋은 피로는 일의 만족감을 누릴 때 생기는 것이다. 대충대충 시간이나 때우고 일은 진척이 없을 때 기분 나쁜 피로가 누적된다. 사람의 몸은 하루를 보내면 어차피 피로해지게 되어 있다.

기분 좋은 피로의 원칙은 간단하다. 아침에 출근할 때 운동도 할 겸 열심히 걷고, 낮에는 집중해서 일하며, 퇴근 후에는 사람들과 즐겁게 지내면 된다. 이렇게 즐거운 피로가 쌓이면 누가 못 자게 훼방을 놓아도 달콤한 잠을 자게 된다. 달콤한 잠은 체온의 리듬을 어떻게 유지하느냐에 좌우된다. 정상적인 체온의 리듬이란 낮에는 활발히 움직여 체온을 올려 주고 밤에는 최저점으로 내려 주는 것이다. 낮 동안의 열정적 삶은 부작용 없는 수면제일 수밖에 없다.

적당한 운동이 몸과 마음을 건강하게 해 준다. 낮에는 빈둥거리면서 밤에 잠이 안 온다고 말하지 말고, 긴장감을 가지고 적극적으로 활동하라. 낮에 손발을 놀리지 않는 게으른 생활을 계속하면 50세가 넘어서 수족이 약해지고 곧 장기에 병이 생긴다. 어쨌든 하루를 열심히 살아야 잠이 달콤하다.

그러나 지나치면 모자라는 것만 못하다는 말이 있듯이 지나치게 격렬하게 몸을 움직여 근육에 피로가 누적되지 않게 조심해야 한다. 특히 저녁식사 이후의 격렬한 운동은 쾌적한 숙면에 도움이 되지 않는다.

낮에는 활발히 움직이고 저녁에는 다음 두 가지 중 하나를 택한다. 바로 뒤에서 살펴보겠지만 하나는 가벼운 신체 활동을 하는 것이고, 다른 하나는 독서와 같은 두뇌 활동을 하는 것이다. 특히 악몽을 잘 꾸는 사람은 매일 저녁 일정한 시간대에 50분가량 차분히 책을 읽고 정해진 시간에 취침하면 숙면에 도움이 된다. 이때 너무 자극적인 책은 피하는 것이 좋다. 내용에 몰입하여 자칫 밤을 새울 수가 있다. 잠들기 전에 읽으면 좋은 책으로는 담담하면서도 가벼운 주제의 내용을 담은 것으로, 읽다가 스르르 잠들 만한 단편소설이나 명상집 또는 에세이집 등이 적당하다.

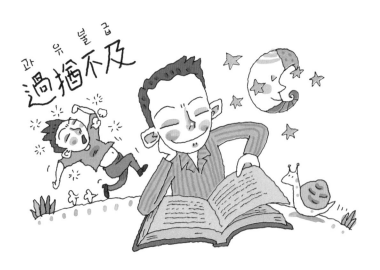

저녁을 먹었으면 움직여라

그렇다면 저녁식사 후에 어떤 신체 활동을 해야 잠이 잘 올까? 저녁에는 원칙적으로 심한 운동을 피해야 한다. 적당한 피로감을 느끼는 것은 숙면에 도움이 되지만, 격렬한 운동은 오히려 심신을 각성시키기 때문에 취침 전 1시간 이내에는 하지 않는 것이 좋다. 운동 직후에는 체온이 올라 교감신경계가 활발히 활동하므로 한두 시간 정도 지나야 체온이 내려가면서 졸음이 온다.

저녁식사 후에는 가벼운 스트레칭이나 걷기 운동을 하는 것이 좋다. 잠자리에 누워서도 할 수 있는 스트레칭 동작에는 여러 가지가 있다. 인터넷에서 난이도가 낮은 요가 동작을 하나 선택해서 침대 위에서 해도 좋다.

필자가 즐겨 하는 스트레칭 두 가지를 소개한다. 먼저 잠자리에 반듯하게 누운 다음 양손을 깍지 끼고 목 뒤에 놓는다. 어깨를 바닥에 밀착시키고 오른발을 들어 왼발 너머의 바닥에 닿게 한다. 이런 식으로 양발을 번갈아 10회 정도 움직인다. 또 다른 하나는 상체를 이완시켜 주는 스트레칭이다. 허리 아래를 바닥에 붙이고 오른쪽 상체를 완전히 틀어 오른손과 팔목을 왼쪽 바닥에 닿게 한다. 마찬가지로 양손과 팔을 번갈아 10회 정도 움직인다. 이렇게 간단한 동작으로도 몸의 근육이 풀리고 금세 나른해져 편하게 잘 수 있다.

다음으로 걷기 운동에 대해 알아보자. 걷기 운동은 저녁 식사 후 1시간 정도 쉰 후 완만한 스피드로 2㎞ 내외를 30분 정도 하는 것이 적당하다. 이때 주의할 점은 저녁식사 후 걷는 것은 결코 조깅이 아니라는 점이다. 조깅을 하려면 저녁 식사 전에 해야 한다.

약 30분 정도 약간 빠른 속도로, 산책하는 기분을 갖고 걸으면 상쾌한 피로감이 든다. 조깅보다는 스피드를 늦추고, 느릿한 걸음보다는 약간 빠르게 걷는 걸음exercise walking이 바람직하다.

산책이 여의치 않으면 마당이나 거실에 엎드려 팔굽혀펴기를 해도 좋다. 팔굽혀펴기는 먼저 바닥에 엎드려 10회 정도 하다가 점차 50회까지 횟수를 늘려 간다. 엎드리는 것이 무리라면 선 채 벽을 손으로 짚고 팔굽혀펴기를 한다.

이것 말고도 실내에서 할 수 있는 30분가량의 운동으로는 108배가 있다. 절의 승려들은 108배로 하루를 시작하는데, 108배는 혈액순환에도 좋고 하체는 물론 오장육부를 튼튼하게 해 주어 종합요가라고 부르기도 한다. 불자가 아닌 사람도 운동 삼아 108배를 하면 같은 시간에 배드민턴이나 테니스를 한 것 이상의 칼로리가 소모된다. 물론 배드민턴이나 줄넘기 또는 전신의 근육을 풀어 주는 맨손체조도 가벼운 운동으로는 제격이다. 배드민턴은 25~35분, 줄넘기는 300~500회가 적당하다.

이렇게 가벼운 운동을 마치고 나서 주의해야 할 점이 있다. 운동 후 바로 욕조에 들어가는 것은 좋지 않다는 점이다. 운동 직후에는 교감신경이 활성화되기 때문에 욕조에 몸을 담가도 피로가 충분히 풀리지 않는다. 교감신경이 충분히 가라앉고 부교감신경이 활성화되는 시간은 운동 후 1시간 정도 지났을 때이다. 욕조에는 운동을 하고 나서 1시간이 지나면 들어가라.

꼭 기억하세요!

저녁식사 후 숙면을 위한 시간 관리

1. 활동량이 많은 운동은 저녁식사 전에 한다.

2. 저녁식사 후에는 가벼운 유산소운동을 하라. · 운동 시간 : 30분 내외 · 걷기 : 2km 내외 · 줄넘기 : 25~30분 · 엎드려 팔굽혀펴기 또는 벽을 짚고 팔굽혀펴기 : 50회 (또는 108배)	2. 저녁식사 후에 독서를 한다. 점차 독서에 익숙해지면 어떤 장르도 좋다. · 시간 : 50분 내외 · 내용 : 명상집, 에세이 등
3. 운동 후 1시간가량 지난 후 미지근한 물에 목욕한다. 취침 시간에 맞춰 미지근한 물에 몸을 담그면 피로도 잘 풀리고 체온이 내려가면서 기분도 편안해진다.	3. 취침한다.

잘 먹기만 해도
잘 잘 수 있다

취침 2시간 전에 식사를 끝내라

"개나 고양이처럼 입을 열고 혀를 내미는 자세로 자라."

그리스의 철학자들이 불면증에 대해 처방을 내린 것을 보면 흥미롭다. 그들도 잠을 푹 자기 위해서는 몸이 완전히 이완되어 있어야 한다는 것을 알았던 모양이다.

속이 비어 배고픈 상태에서는 위가 긴장하여 잠이 안 온다. 위가 빈 상태에서는 혈액 속에 영양소가 부족하다는 신호가 대뇌에 전달되어 교감신경이 자극되고, 그 자극으로 뇌는 각성 상태가 된다. 그러나 위에 들어온 음식물의 소화 작용이 시작되면 교감신경은 둔화된다. 대신 부교감신경의 활발한 활동으로 호흡이 완만해지면서 혈압과 활동 리듬이 내려가 졸음이 온다. 그렇다고 과식을 하면 오히려 수면에 방해가 된다. 수면과 건강에 좋은 위의 상태는 공복감과 포만감의 중간 정도이다.

저녁식사는 약간 모자란 듯 조금 더 먹고 싶은 생각이 들 만큼만 먹는다. 과식은 수면의 질을 떨어뜨리고 노화를 촉진하는 활성산소를 발생시켜 수명이 짧아지는 데 영향을 준다. 십장생 중의 하나인 학은 언제나 위의 3분의 1은 비워 놓는다고 한다.

또 식사한 후 바로 자리에 누우면 적당량만 먹었어도 위에 음식을 가득 채운 효과가 나타난다. 위에 음식물이 들어가면 소화 흡수 작용을 하는 데 1시간 정도 소요된다. 따라서 잠자리에 들기 2시간 전에는 식사를 마치는 것이 바람직하다. 그렇다고 너무 이른 시간에 저녁식사를 하면 잘 시간에 위에 공복감이 느껴져 단것을 먹게 된다. 이때 체내의 칼슘을 빼앗는 백설탕을 제외하고 흑설탕이 든 음료나 꿀물을 마시면 공복감을 잊기에 충분하다.

위는 얼마만큼의 음식물이 들어왔는지를 측정할 줄 모른다. 소량의 음식물만 들어와도 금세 공복감을 잊을 수 있다. 위에 무엇이든 채워 포만감이 뇌에 전달되면 즉시 졸리게 된다. 그렇다고 식사한 후 바로 잠을 자서는 안 된다. 운동으로 소모되어야 할 칼로리가 대부분 복부 등의 피하지방으로 축적되어 비만이 될 수 있다.

더 나쁜 경우, 밤늦게 회식이나 야식으로 기름진 음식을 먹고는 제대로 잠을 이루지 못하다가 아침에 늦게 일어나 식사를 거르고 점심은 대충 먹는다. 그러다 다시 저녁이 되면 칼로리가 높은 음식을 섭취한다. 또 한밤중까지 깨어 있으려니 배가 출출해 야식을 챙겨 먹는다. 이러한 식습관으로 인해 고도 비만자가 된 사람이 전체 비만 인구의 70%를 차지한다고 한다. 야식을 먹고 바로 자는 생활에 따르는 폐해는 상상 이상으로 크다. 그것은 비만은 물론 근육 퇴화, 노화 촉진, 수면 장애 등을 초래한다. 저녁 때 소식을 해야 위와 내장이 편안하고, 세포 내에 축적된 지방 에너지가 연소되어 몸매 관리에도 유익하다.

잠자기 2시간 전에는 소식으로 저녁식사를 마치고, 그 후에는 독서나 가벼운 스트레칭으로 시간을 보내라.

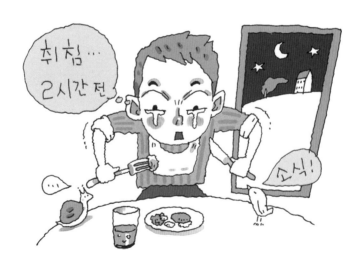

술 취해 자는 잠과 술 끊고 자는 잠은 다르다

필자가 불면으로 고통받을 때 나이 지긋한 한 외과의사는 내 이야기를 듣고 이렇게 말했다.

"까짓것, 술이나 한 잔 마시고 푹 자면 되지요."

물론 술 한 잔에 자는 사람도 있기는 하다. 그러나 그런 식으로 술을 이용하는 수면 생활은 바람직하지 않다. 특히 늦은 밤에 마시는 술은 수면제가 아니라 수면 방해제이다.

술이라는 것은 처음에는 한 잔씩 먹는 것에서 시작하지만 나중에는 술이 술을 먹다가 결국에는 술이 사람을 먹는 지경까지 이르게 되는 것이다. 어제는 한 잔의 술로 마음을 달래고 잤으나 점차 두 잔, 세 잔, 수십 잔으로 늘어난다. 그래서 술에 의지해 잠을 자는 버릇이 생기면 점점 그 양이 늘어 나중에는 알코올중독을 초래한다. 또 많은 양의 술을 먹어야 겨우 인사불성이 되어 잠을 잔다. 그런 잠은 아무리 자도 아침이 되면 숙취가 있다고 해장국을 찾기 마련이다.

술을 마시고 자는 사람들은 대부분 코도 더 많이 골고 자는 도중에도 자주 깬다. 수면 사이클이 두 번 돌아가는 3시간가량은 잠을 잘 자는 것 같지만 이후에는 깊은 잠을 못 자고 얕은 잠만 자기 때문이다. 술로 청한 잠은 뇌의 일부가 완전히 쉬지 못하고 일부만 잠이 든다. 이 상태로 잠이 깨고 나면 당연히 머리가 멍하고 상쾌한 기분이 들지 않는다.

술을 많이 마시고 잠자던 사람이 술을 끊을 경우 15일 정도는 이전보다 수면의 만족도가 떨어진다. 그러나 그 기간만 지나면 왜 진작 술을 끊지 않았는지 반성하게 될 것이다. 술을 완전히 끊어야 저절로 포근한 잠을 즐길 수 있다.

음식이 숙면을 부른다

한방에서는 음식과 약은 그 근본이 같다는 뜻으로 '식약동원食藥同源'이라고 한다. 또 히포크라테스도 음식으로 못 고치는 병은 약으로도 못 고친다고 했다. 숙면에 도움이 되는 음식 중에 해로운 음식은 없다. 숙면에 좋은 음식은 일단 소화가 잘되는 식물성 음식과 콜레스테롤cholesterol의 혈중농도를 떨어뜨리는 섬유질, 기분을 가라앉혀 주는 칼슘이나 철, 마그네슘 등이다.

서양에 "화가 나면 우유를 마시고, 남편이 잠이 안 온다고 투덜대면 양파를 먹여라"라는 말이 있다. 우유에는 짜증난 기분을 진정시키는 칼슘이 많이 들어 있다. 칼슘은 수면 호르몬인 멜라토닌을 만들어내는 데 일조한다. 또한 우유에 칼슘과 함께 풍성히 들어 있는 필수아미노산인 트립토

콜레스테롤
고등 척추동물의 뇌, 신경조직, 부신副腎, 혈액 따위에 많이 들어 있는 대표적인 스테로이드이다. 광택이 있는 하얀 비늘 모양 결정으로, 물·산酸·알칼리에 녹지 않고 알코올·아세톤에는 녹는데, 몸 안에서 다른 물질에 피가 녹지 않도록 혈구血球를 보호하여 준다. 혈액 중 콜레스테롤 양이 많아지면 동맥경화증이 나타난다.

트립토판
트립신이 단백질을 가수분해할 때 생기는 필수아미노산. 무색의 결정으로 동물과 사람의 성장에 필요한 영양소가 된다.

판tryptophane*은 신경계에 절대적으로 필요한 영양소이다. 불면증은 이 무기질이 부족해도 발생할 수 있다.

트립토판이 세로토닌serotonin*이라는 신경전달물질로 바뀌면서 스르르 졸음이 몰려온다. 세로토닌은 행복감과 심신의 안정을 주는 몸속의 천연 수면제이다. 세로토닌으로 변하는 트립토판은 체내에서는 만들어지지 않아 반드시 음식을 통해서만 섭취해야 한다. 트립토판은 바나나, 무화과, 칠면조, 닭고기 등에 많이 들어 있다.

양파도 숙면에 도움을 주는 식품이다. 양파 속의 알리신Allicin*이라는 성분은 수면을 유도하는 물질이기 때문에 양파를 잘게 썰어 머리맡에 두는 것만으로도 잠자는 데 도움이 된다. 한편, 부기를 빼 준다는 호박 속에도 혈압을 낮춰 주는 칼륨이 많이 들어 있어 숙면을 취할 수 있게 돕는다.

세로토닌

혈액이 응고할 때 혈관 수축 작용을 하는 아민류의 물질이다. 포유류의 혈소판, 혈청, 위 점막 및 두족류의 침샘에 함유되어 있고 뇌 조직에서도 생성되는데, 지나치게 많으면 뇌 기능을 자극하고 부족하면 침정沈靜 작용을 일으킨다.

알리신

마늘에 들어 있는 성분으로 마늘의 독특한 냄새와 약효의 주된 성분이다. 마늘의 대표적 성분인 알린Alliin은 마늘을 자를 때 세포가 파괴되면서 알리나아제라는 효소의 작용에 의해 매운맛과 냄새가 나는 알리신으로 변하게 된다. 알리신은 강한 살균·항균 작용 외에도 혈액순환, 소화 촉진 및 암 예방에도 관여하는 것으로 알려져 있으며, 당뇨병에도 효과가 있다고 한다.

이러한 칼슘, 알리신, 칼륨을 풍부하게 함유한 열매가 호두이다. 불면증에 시달리던 중국의 서태후는 호두를 즐겨 먹었다고 한다. 최근 들어 호두는 심장병 예방 식품으로도 각광을 받고 있다.

대만의 어느 대학원에서 발표한 연구 결과에 따르면 키위 역시 잠드는 시간을 3분의 1가량 단축시키고 수면 시간을 증가시킨다고 한다. 키위는 칼슘은 물론 숙면을 돕는 지방인 이노시톨inositol[*]이 대단히 풍부한 과일이다. 천연 허브인 발레리안도 유럽과 미국에서 오래전부터 '천연의 수면제'로 사용되어 왔는데, 차로 달여 마시면 잠도 잘 오고 다음 날 졸음 증상도 없다. 그 밖에 씨를 빼지 않은 대추를 달인 것이나 고추도 깊은 잠을 자는 데 도움을 준다.

이노시톨
지방족 고리의 6가 알코올로 동물과 미생물의 발육을 촉진하며, 동맥경화를 예방하는 데 쓴다.

끼니때마다 섬유질 음식을 먹으면 수면에 도움이 된다. 그러나 지방질도 섭취해야 하기 때문에 저녁식사 때 신선한 야채와 샐러드 등을 먹으면서 가끔 식물성 단백질을 섭취하면 충분하다. 현미는 매끼마다 먹는 것이 좋다.

"현미 잡곡밥 한 공기에 침을 골고루 섞어 꼭꼭 씹어 먹는 것이 500년 묵은 산삼 만 뿌리를 먹는 것보다 우리 몸에 좋다."

이는 자연건강식의 대가 안현필 선생의 말이다.

백미와 현미를 비교해 보면 현미에는 백미보다 지방이 2배 이상, 섬유소는 17배, 비타민E는 4배, 비타민B₁과 비타민B₂는 3배 정도 더 많이 들어 있다. 여러 번 도정한 백미에는 항암 물질인 쌀겨와 쌀눈이 떨어져 나가 거의 없다.

현미밥은 아무래도 씹기가 좀 거친 면이 있으나 백미와는

한방에서는 식품의 오색(흑, 백, 녹, 황, 적)과 인체의 오장(신장, 대장, 간장, 위장, 심장)이 조화를 이루어야 한다고 한다. 각 신체기관에 좋은 음식은 따로 있다는 이야기다.

흑색 식품은 생식과 배설 기관인 생식기와 신장, 방광에 좋다. 여기에 해당하는 검은 콩과 검은 깨는 신장과 시력을 개선시키는 효과가 있고, 오징어 먹물은 항암 작용을 하고 피로회복 기능이 있다.

백색 식품으로는 도라지, 연근 등이 있는데, 폐와 대장에 유익하다. 천식이나 기침을 가라앉히고 열을 내리며 가래를 없애는 효과가 있다.

녹색 식품은 간장을 이롭게 한다. 배추, 부추, 시금치 등의 야채에 있는 엽록소가 간의 피로를 풀어 주고 피를 맑게 해 준다.

황색 식품에는 벌꿀, 익은 호박 등이 있다. 이 식품은 위장에 좋다.

적색 식품에는 토마토, 당근 등이 있는데, 피를 맑게 해 주고 심장병을 예방해 준다.

비교할 수 없을 만큼 건강에 좋은 영양소의 보고이다. 특히 단시간 수면을 하려는 사람에게 현미는 일상에서 가장 손쉽게 섭취할 수 있는 최고급 숙면 음식이다.

그 외에 상추, 쑥갓, 호박, 둥굴레차 같은 식품도 잠을 푹 자는 데 도움을 준다.

저녁 식단은 알칼리성식품으로 짜라

인간의 신체는 정상적인 대사가 일어나야 건강하다. 대사가 활발하지 않을 때는 불면증은 물론 신체 각 부분에 이상이 온다. 정상적인 대사는 신체가 적정 산도pH를 유지해야 일어난다. 신체의 적정 산도는 7.35~7.45로, 이 범위를 벗어나면 정상적인 대사가 이루어지지 않고 신체의 각 부분이 제대로 기능하지 않는다.

알칼리성식품과 산성식품

알칼리성식품 : 교감신경을 쉬게 하고 부교감신경에 활기를 준다.	주로 과일과 해조류, 녹황색 채소, 정제하지 않은 곡류
	현미, 보리, 감자, 콩, 연근, 표고버섯, 시금치, 식초, 상추, 토란, 당근, 딸기, 우엉, 양배추, 고춧잎, 셀러리, 무, 호박, 죽순, 파, 앵두, 파인애플, 바나나, 밀감, 포도, 건포도, 미역, 다시마, 김, 조개류 등
산성식품 : 과다섭취하면 신경세포가 수축하고 정신적으로 불안정해진다.	생선, 육류, 곡류
	달걀노른자, 닭고기, 쇠고기, 돼지고기, 소시지, 햄, 참치, 뱀장어, 새우, 오징어, 밀가루, 흰쌀, 흰 빵, 땅콩, 커피, 코코아 등

체액이 과다 산성이 될 경우 체내의 단백질이 응고하여 신경세포가 수축하고 근육조직도 강직을 일으키게 된다. 이럴 때는 정신적으로 불안정해지고 신경질이 나며 불면 증세가 나타난다. 알칼리성식품은 교감신경을 쉬게 하여 이를 억제해 준다.

식품을 산성과 알칼리성으로 나누는 기준은 그 식품을 태웠을 때 남는 원소이다. 과일이나 야채처럼 칼슘, 칼륨, 나트륨, 마그네슘 같은 염기성 원소를 남기면 알칼리성식품이고, 생선류와 육류처럼 염소와 황과 인 등을 남기면 산성식품이다. 영양학계에서는 적정 산도를 유지하려면 알칼리성식품과 산성식품을 2~3 : 1의 비율로 섭취하는 것이 바람직하다고 한다.

건강한 사람은 산성식품을 많이 먹어도 빨리 중화시키기

꼭 기억하세요!

숙면을 돕는 저녁식사

1. 저녁식사는 잠자리에 들기 2시간 전에 소식하는 것이 좋다.

2. 숙면을 돕는 음식으로는 우유, 양파, 호두, 키위, 고추 등이 있다.

3. 저녁식사는 소화가 잘되는 식물성 음식과 혈중 콜레스테롤을 낮춰 주는 섬유질, 기분을 차분히 가라앉혀 주는 칼슘과 철, 마그네슘 등이 든 식품을 주로 섭취하라.

4. 신진대사가 활발해지도록 저녁 식단은 알칼리성식품으로 짜라.

는 하나 우리 식단에는 지나치게 산성 위주의 식품이 많다. 따라서 평소에 의도적으로 알칼리성식품을 찾을 필요가 있고, 저녁식사 때는 더욱 그렇다. 바깥에서 먹게 되는 점심은 아무래도 산성식품이 많으므로 저녁은 되도록 집에서 알칼리성식품 중심으로 먹는 것이 건강과 숙면에 좋다. 잘 자고 장수하는 사람들의 저녁 식탁도 알칼리성식품 위주이다.

싱싱한
생체리듬을 만들어라

몸속의 시계를 관리하라

지구가 생겨난 이래 지구상의 모든 생명체의 생명 리듬은 자연의 섭리와 조화를 이루고 있다. 철새들은 1년을 주기로 이동하고, 겨울잠을 자는 동물들은 기상청 예보관보다도 먼저 겨울이 다가오는 것을 안다. 해바라기, 분꽃, 봉선화 등의 꽃들도 일정한 시간에 맞추어 꽃봉오리를 열었다가 닫는다. 아직 정확히 밝혀지지는 않았으나 자연과 교감하는 장치가 모든 생물 속에 내장되어 있는 것이다. 사람에게도 자연과 교감하는 생체시계Bio-Clock■가 있다. 인간의 세포에 시계 유전자가 들어 있고, 이 시계 유전자는 간뇌의 시신경 교차상핵交叉上核이 통제하고 조절한다.

생체시계는 자연의 변화에 맞춰 움직인다. 이 움직임대로 동식물의 다양한 생리, 대사, 발생, 행동, 노화 등의 주기적 리듬을 담당하는 기관으로, 생체리듬의 주기성을 나타내는 생체 내에 내재되어 있는 생물학적 시계를 의미한다. 즉, 사람의 체온은 하루 종일 누워 있거나 어둠 속에 갇혀 있더라도 밤과 낮 시간에 따라 일정하게 변한다는 사실이 알려졌는데, 이러한 사실은 식물이나 동물의 내부에는 일정한 리듬이 존재하고 시계와 같은 메커니즘이 작용한다는 것을 의미한다. 생체시계는 인간의 경우 수면 패턴, 체온 조절, 혈압 변화의 직접적인 조절자로서의 역할을 수행하며 호르몬 분비량을 조절하는 내분비계와 면역 관련, 순환기계, 배설계 등에도 광범위하게 영향을 미친다.

따르면 삶이 자연스러워 우선 몸이 건강해진다. 그리고 잠도 잘 자고 행복한 성공도 누릴 수 있다.

야행성 동물인 올빼미, 박쥐, 늑대, 개구리, 악어, 수달 등은 밤이 되어야 사냥을 시작한다. 그러나 인간은 수백만 년 동안 주행성으로 살아와서 생체시계가 낮에 맞춰져 있다. 이러한 사실을 뒷받침해 주는 여러 가지 실험 결과가 있다.

근래 하버드대학교의 실험에서 인간의 생체시계가 하루 주기인 24시간과 매우 근접하다는 것이 확인되었다. 사람들을 빛이 조금도 비치지 않는 밀폐된 공간에 시계도 없이 생활하게 한 이 실험에서 그들은 놀랍게도 24시간을 주기로 활동하였다. 낮과 밤을 분간할 수조차 없었을 텐데, 낮에는 활동하고 밤에는 취침을 했다고 한다.

이처럼 우리 몸속의 시계는 낮에 움직이고 밤에는 자도록 맞춰져 있으며, 그것에 맞춰 생활하는 것이 자연스럽게 되었다.

사람의 수면 시간은 생체시계에 의해 정해진다. 물론 특별히 올빼미형 생체시계를 가진 사람도 예외적으로 없지는 않다. 그러나 사람은 본래 종달새처럼 새벽에 일어나 노래하게 되어 있다. 생체리듬은 대체로 밤 10시부터 11시 사이에 자고, 새벽 5시부터 7시 사이에 일어나는 것으로 되어 있다.

밤 10시쯤 되면 생체시계가 이제 그만 자라고 부교감신경을 통해 알려 준다. 그런데 이러한 사인을 무시하고 억지로 생체시계의 시침을 붙들어 매려는 사람들이 있다. 그런 행위가 반복되면 조금만 무리해도 쉽게 탈진하고 가벼운 병으로도 심하게 앓을 수 있다.

사회생활을 하다 보면 어쩔 수 없이 야근을 해야 하거나 밤낮이 뒤바뀐 채 살아야 하는 경우도 많다. 그럴 경우는 일시적으로 생활환경을 조절해 주어야 한다. 야근을 할 때는 밝은 불을 켜고 일하고, 아침에 귀가할 때는 햇빛이 차단되도록 선글라스 등을 착용한다. 집에 돌아와 잠을 잘 때도 커튼이나 블라인드 등을 사용하여 빛을 차단한다. 그래야 최대한 자연스러운 생체리듬을 유지할 수 있을 것이다.

밤 문화는 사람의 합리적 이성을 약화시키고 원초적 본능에 더 충실하게 한다. 대낮보다 한밤에 술을 더 마시게 되고 기름진 음식을 더 먹으며, 성욕에 민감하고 과소비도 늘어난다. 식욕, 성욕, 과시욕이 잘 통제되지 않고 분출되는 것이다.

조화로운 정신은 이성과 감성이 균형을 이룬 상태를 말한다. 밤 문화는 이 균형을 깬다. 점점 감정의 기복이 심해지고 집중도도 떨어지며 작은 일에도 짜증을 내게 된다.

생체시계대로 사는 삶이 무위의 삶이다. 피치 못할 경우 외에는 억지로 밤에 깨어 있지 말고, 일찍 자고 일찍 일어나는 것이 몸에도 정신에도 좋다.

태양 빛을 받으며 하루를 시작하라

현역에서 은퇴한 뒤에도 팔구십 세까지 정력적으로 일하며 사는 사람들의 공통점은 무엇일까? 첫째는 잠을 잘 잔다는 것이고, 둘째는 햇볕을 많이 쬐는 것이라고 할 수 있다. 태양은 생명을 잉태하고 세상을 풍요롭게 한다.

이탈리아의 민요인 '오 솔레미오O sole mio'는 나폴리의 태양에 빗대어 사랑하는 연인을 찬미한 세기의 명곡이다. 이 곡의 가사처럼 태양을 받고 사는 사람은 어떤 어려움도 이겨낸다. 이것은 결코 과장된 표현이 아니다. 자살을 가장 많이 유발하는 우울증도 일조량이 많은 나라보다 일조량이 적은 나라에서 5배 이상 많이 발생한다고 한다.

태양은 4,000룩스 이상의 빛을 쏘아 주어 우울증을 치료하는 라이트테라피light therapy와는 비교할 수 없이 강력한 빛을 발한다. 태양의 빛에너지가 눈의 망막을 통해 시각중추, 솔방울샘, 시상하부로 전달되어 숙면에 도움을 주는 멜라토

닌과 우울증을 치료하는 세로토닌의 분비를 촉진한다. 연인
들이 화창한 날 초콜릿이나 아이스크림을 먹으며 행복해하
는 모습을 한 번쯤 본 적이 있을 것이다.

요즘은 글로벌 시대라서 외
국을 수시로 드나드는 사람들
이 많다. 이들이 시차 때문에
겪는 일시적 불면 치료에도
태양 빛이 최고이다. 시차 부
적응 기간에 햇볕을 쬐어 주면
쉽게 생체리듬이 회복된다.

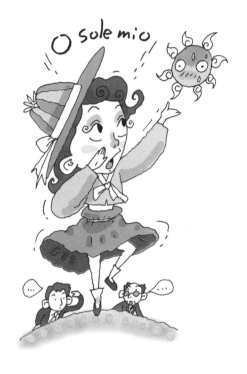

천연수면제인 멜라토닌의
분비량은 망막에 도달하는 빛
의 양과 반비례한다. 잠자리
에서 멜라토닌의 분비량을
늘리려면 낮에 밝은 태양 아
래서 한 시간 이상 산책해
야 한다. 그러면 멜라토닌이 낮에 억제되었다가 밤에 분비
되어 깊은 잠을 잘 수 있다. 스트레스를 받아 우울하다고 방
안에서만 지내면 수면 장애가 발생할 수 있다. 우울할수록
자리를 박차고 밖으로 나와 활기차게 행동해야 한다. 햇빛
만 잘 받아도 생체리듬의 밸런스가 유지되어 우울증도 사라
진다.

평균적으로 젊은이보다 노인의 수면의 질이 떨어진다고 한다. 나이 든 이들의 운동량이 젊은이에 비해 적기 때문인데, 특히 대낮에 활동하는 비율은 젊은이에 비해 심하게 떨어진다. 그러나 운동을 즐기고 낮 동안의 활동량이 대단히 많거나 낮에 충분히 태양 빛을 쬔 노인들은 공통적으로 여느 젊은이보다 기분 좋고 편안한 잠을 잘 수 있다.

뉴욕 국제장수센터의 로버트 버틀러 소장은 새벽에 일찍 일어나는 사람들이 장수하는 비율이 높다는 조사 결과를 발표했다. 특히 그는 아침에 햇볕을 쬘 것을 권했는데, 그 까닭은 오전 11시부터 오후 3시까지는 자외선에 노출될 우려가 크기 때문이다.

수면의 질이 떨어진다는 말은 곧 각성의 질이 떨어진다는 말과 같다. 질 좋은 수면을 취한 사람이 아침에도 잘 깨어난다는 말이다. 푹 자고 아침에 일찍 일어나 커튼을 젖히고 온몸으로 태양 빛을 받으며 하루를 시작하라. 태양이 만물의 기운을 북돋아 주듯이 당신의 생체리듬을 최정상으로 만들어 줄 것이다.

실컷 웃고 나서 자라

잘 웃는 사람이 잠도 잘 잔다. 이것은 아마 쉽게 믿어지지 않을 것이다. 그러나 사실이다.

어느 날, 한 은행의 지점장이라는 사람이 필자에게 불면증에 시달리고 있다고 하소연을 했다. 그래서 이렇게 권해 주었다.

"잠자기 전에 아내와 서로 10분 동안 간지럼을 태워 보세요. 동심으로 돌아가 아이처럼 장난치면서 옆집이나 윗집, 아랫집에서 시끄럽다고 항의할 정도로 서로 간질이며 실컷 웃어 보세요."

일주일 후 다시 만난 그의 얼굴에는 화색이 가득했다. 그는 요즘 꿀보다 달콤한 잠을 자고 있다고 고마워했다.

웃으며 사는 사람은 심신의 안정을 얻고 잠도 쾌적하게 잘 잔다. 크게 소리 내어 웃으면 웃음소리와 함께 체내의 탄산가스를 밖으로 내보내고, 대신 산소를 깊이 마시게 된다. 웃으면서 바람직한 호흡 조절이 이루어지는 것이다.

할 수 있다면 당신의 직장을 웃음이 가득한 곳으로 만들어라. 당신이 사장이라면 '펀fun 기업'의 대명사가 된 미국의 사우스웨스트항공처럼 '오늘은 어떤 재미있는 일을 할까'라는 기대가 넘치는 회사로 만들어 보라. 그 회사처럼 반바지 입고 출근하는 계획까지는 세우지 못하더라도 조직 내에 펀 문화가 넘치게 해 보라. 아마 회사를 크게 성장시켜 줄 기발한 아이디어들이 나올 것이다. 당신이 사장이 아니라 평사원이어도 펀 문화를 조성할 수 있다. 자신이 펀 바이러스fun virus가 되어 즐겁고 유쾌한 직장 문화를 선도해 보라.

낮에 웃는 것도 도움이 되지만, 잠자리에 들기 전에 크게 웃는 것이 숙면에 더 큰 도움이 된다. 낮에 웃으며 지내고 밤에 침실에서 짜증내고 불쾌해하는 것보다 하루를 긴장하고 살아도 침실에서 10분 유쾌하게 웃는 것이 건강과 수면 생활에는 더 유익하다. 혹 낮 동안 업무에 치이고 스트레스를 받는 일이 연속으로 일어났다고 하더라도 밤에는 기분을 전환해야 한다. 어떤 사람들은 회사에서는 즐거운데 집에만 오면 짜증이 난다고 한다. 이런 사람들이야말로 수면의 질을 흐트러뜨리고 스스로 수명을 단축시키는 사람들이다.

일단 잠자리에 들면 낮에 있었던 즐겁고 우스운 일을 기억하고 웃어라. 웃을 일이 없었다면 억지로라도 웃어라. 뇌는 억지웃음과 진짜 웃음을 구분하지 못한다. 그래서 억지로 웃는 것도 진짜 웃는 웃음과 같은 효과를 볼 수 있다.

더구나 호탕하게 웃는 가가대소呵呵大笑는 불면증을 치료할 뿐만 아니라 복부를 진동시켜 위와 내장까지 튼튼해지게 한다. 또한 면역력을 높이는 행복 호르몬인 사이토카인cytokine도 이렇게 웃을 때 많이 생성된다고 한다. 성인의 경우 하루 20번 이렇게 웃으면 하루 동안 쌓인 피로와 스트레스를 풀 수 있을 것이다.

사이토카인

신체의 방어 체계를 제어하고 자극하는 신호 물질로 사용되는 당단백질이며, 펩타이드 중 하나이다. 많은 종류의 세포에서 방출되며 선천성 면역반응 및 적응 면역반응 모두에서 특히 중요한데, 면역 체계에서 중심 역할을 하기 때문이다. 사이토카인은 면역, 감염병, 조혈 기능, 조직 회복, 세포의 발전 및 성장에 중요한 기능을 하며, 항원에 대해 항체의 생성을 유도하고 외부의 침입에 대해서 인체의 방어 체계를 제어하고 자극하는 역할도 한다.

웃음이란 참 묘한 것이어서 웃을수록 긴장이 풀리며 신경질이 수그러들고 스트레스가 해소된다. 웃는 사람치고 소화불량이 없고, 찡그린 사람치고 위장에 탈 없는 사람이 없다. 웃으면 복이 온다는 뜻의 '소문만복래笑門萬福來', 한 번 웃으면 한 번 젊어지고 한 번 화내면 한 번 늙는다는 뜻의 '일소일소 일노일로—笑—少—怒—老'와 같은 말이 그냥 나온 것이 아니다. 웃으면 집안이 잘되고 개인의 건강도 좋아진다.

화가 나도 웃으며 자라. 불안해도 웃으며 자라. 가짜 웃음일지라도 웃음은 당신을 행복한 잠에 빠지게 할 것이다.

하품을 확 터트려라

하품과 웃음은 사촌지간처럼 아주 가까운 관계이다. 하품을 왜 하는지에 대해 여러 가지 가설이 있기는 하나, 현대 의학이 눈부시게 발전한 오늘날에도 하품의 원인은 규명되지 않고 있다. 그러나 보통 우리가 생각했던 것처럼 수면 부족 때문에 하품이 나오는 것만은 아니라는 사실은 분명하다.

우리는 주변의 누군가가 공부나 일을 하다가 피곤한 듯 하품하는 것을 보면 흔히 "좀 자고 해"라고 말한다. 그러나 하품은 수면량과는 아무 관계가 없다. 오히려 잠을 더 많이 잔 날 계속 하품이 나오기도 한다. 충분히 수면을 취했느냐 그러지 못했느냐는 하품과 전혀 관계가 없다. 즉, 하품과 졸음은 아무런 상관관계가 없다는 것이다.

하품은 몸속의 산소가 부족하다는 신호이다. 몸속에 산소가 부족하면 젖산이 체내에 축적되어 금세 피로해진다. 뇌는 즉시 산소가 필요하다는 신호를 보내고, 우리 신체는 순간적으로 온몸을 쫙 뻗어 기지개를 켜고 입을 벌려 하품을 하면서 다량의 산소를 마신다. 그러면 뇌는 다시 상쾌해진다. 멍하던 정신이 하품 한 번으로 조금은 생기가 솟고 행동도 원활해진다.

하품에 대한 최신 심리학 이론에서는 하품을 기분 전환의 신호로 본다. 하던 일이 싫증났을 때 자신도 모르게 하품을 하여 잠시 뇌의 기능을 이완시켜 기분을 전환하는 것이다.

또한 하품에는 전염성이 있다. 한 사람이 하품을 하면 옆에 있는 사람들까지 무의식적으로 하품을 따라 하는 것이다. 덩달아 하품하던 사람들도 기분이 전환되지 않을까? 그렇다면 직장과 가정에서 하품하기 운동을 벌여도 좋을 것 같다.

이쯤 되면 하품은 심신을 쾌활하게 하고, 주변까지 새로운 분위기를 만들어 주는 놀라운 기능을 발휘한다. 하품을 하는 것이 품위 없는 행동이라는 생각은 버리자. 하품은 백익무해하다. 단지 눈에 거슬린다는 정서가 우리의 머릿속에 있을 뿐이다. 그까짓 정서는 무시해도 될 만큼 하품은 우리 신경의 안정에 무척 필요하다. 직장에서 하품을 하면 상사의 눈치를 받는가? 이제는 눈치도 보지 말고 하품이 나올 때 참지도 말라. 아직 입을 벌리고 하품하는 것이 예의에 어긋 난다고 생각한다면 휴게실이나 조용한 장소를 찾아라. 거기 서 손과 발을 쭉 뻗고 입은 최대한 벌려 실컷 하품해 보라.

당신이 직장에서 상사의 위치에 있다면 사무실 안에서 하 품 정도는 자유롭게 할 수 있는 분위기를 조성해 주어라. 심 신이 침체될 때 하품이 나오는 것이고, 하품을 해서 다시 심 신이 맑아져 민첩하게 일하다가 다시 침체되어 또 하품을 하 고 사는 것이 인생이다. 이렇게 하품으로 생체리듬을 잘 조 절해야 밤에 자는 잠도 달콤해진다.

딱딱한 잠자리가 좋다

이래도 잘 자고 저래도 잘 자는 사람들은 자율신경계가 잘 돌아가는 사람들이다. 심리적 맷집이 좋다는 것도 어떤 상황을 만나든지 자율신경계가 원활히 작동한다는 것이다.

자율신경계는 인간의 의지와 관계없이 움직이는 신체의 내부 조직이나 기관을 지배하는 신경계이다. 자율신경계에 는 교감신경sympathetic nerve과 부교감신경parasympathetic nerve이 있다. 한쪽이 흥분을 촉진할 때 다른 한쪽은 반대로 억제하 여 균형을 잡는데, 교감신경이 자동차의 액셀러레이터라면 부교감신경은 브레이크와 같다. 자율신경은 활발한 활동을 뒷받침하고, 부교감신경은 휴식과 피로회복을 주도한다.

교감신경과 부교감신경의 균형이 무너지는 것이 바로 자율신경실조증autonomic imbalance[*]이다. 자율신경실조증의 증상은 위가 무겁고 심장이 두근거리며, 잠도 잘 안 오고 몸이 나른하다. 병원을 찾아도 특별한 원인을 발견할 수 없다. 자율신경실조증의 원인은 불안, 초조, 짜증, 분노로 교감신경계를 극도로 반복적으로 자극하는 데 있다. 이러한 불안과 분노가 쌓이고 쌓여서 생긴 자율신경실조증의 증세가 바로 탈진이다.

인생의 오묘함이 탈진에도 나타난다. 객관적으로 보았을 때 충분히 탈진하고도 남을 힘든 일을 겪은 사람이 더 다부지게 사는 경우도 있지만, 반대로 누가 봐도 저 정도면 괜찮다 싶은데 스스로 견디지 못하고 탈진해 버리는 사람이 있다. 개인의 성격이 탈진의 수준을 크게 좌우하는 것이다.

사실 불안감 해소에 가장 좋은 약은 잠을 푹 자는 것이다. 불안하다고 해서 잠을 못 자거나 안 자면 불안은 더 커진다. 불안해도 잠을 잘 자면 불안한 마음이 가라앉고 문제를 해결할 힘과 지혜를 만들어낼 수 있다.

똑같은 일을 하는데도 어떤 사람은 여유롭다. 그 비결은 하기 싫거나 귀찮다고 일을 미루지 않는 것이다. 해야 할 일을 자꾸 미루는 것은 걱정을 산더미처럼 쌓아 두는 어리석은 짓이다. 무슨 일이든지 시간이 임박해서야 일이 손에 잡힌다는 사람들도 많다. 이것은 아주 나쁜 습관이다. 때가 닥쳐야 황급하게 일하는 습관을 단호히 고치고 해야 할 일들을 미리미리 해 놓으려는 자세가 중요하다.

또한 자율신경실조증에는 부교감신경을 활성화하는 온욕과 교감신경을 자극하는 냉욕을 반복하면 효과가 있다. 이와 더불어 딱딱한 잠자리를 추천한다. 우리보다 수십 배는 힘든 시대를 산 선조들의 심신을 지켜 준 것은 온돌방이다. 딱딱한 방바닥에서 자는 동안 무의식적으로 몸을 움직여 척추와 등골이 바로잡히는 경우가 많다.

수를 세려면 거꾸로 세라

하나, 둘, 셋……. 건축업을 하는 R씨는 1년 전부터 수를 세고 나서야 겨우 잠이 드는 버릇이 생겼다. 밤새 뒤척이다가 뜬눈으로 밤을 지새우는 날이 많았으며, 잔다고 해도 새벽의 서너 시간 동안만 겨우 잔다고 했다. 그래서 양 한 마리, 양 두 마리……, 소 한 마리, 소 두 마리……, 별 하나, 별 둘……. 이런 식으로 1부터 쭉 세다 보면 잠들게 된다는 것이다. 그러나 R씨처럼 잠이 안 온다고 수를 세다가 오히려 밤을 새운 경험을 한 사람들이 많다. 해본 사람들은 알겠지만 이렇게 수를 세며 잠을 청하기는 매우 어렵다. 세다 보면 오히려 잠이 깬다. 잠자리에서 수를 세면 세어야 한다는 강박관념으로 정신이 더 말똥말똥해질 수가 있다. 그래도 꼭 수를 세고 싶다면 거꾸로 세는 것이 낫다.

우리의 뇌는 작은 수부터 큰 수로 세는 데 익숙해져 있다. 익숙해져 있는 방식으로 수를 세면 뇌가 더 깨어난다. 이 방법은 잠을 청하는 여러 방법 중에 가장 수준이 낮은 것이다. 100, 99, 98, 97……. 이런 식으로 거꾸로 수를 세는 것이 수를 앞에서부터 세는 것보다는 잠을 청하는 데 훨씬 도움이 될 것이다.

숫자를 거꾸로 세는 것보다 더 좋은 방법은 행복한 상상을 하는 것이다. 경북 영양군의 죽파리에 있는 계곡을 상상해 보든지, 동해의 모래사장에서 보는 끝없이 펼쳐진 수평선을 상상해 보라.

잠자리에 누우면 저절로 수를 센다는 R씨에게 위와 같은 권유를 하였다. 처음에 R씨는 거꾸로 숫자를 세며 어렵지만 잠을 청하기 시작했다. 가끔은 잠이 안 올 때 예전에 동해안 해수욕장에서 연인을 업고 모래사장을 걸었던 저녁을 회상하기도 했다.

이제 R씨는 거꾸로 수를 세거나 즐거운 상상을 하지 않아도 잠을 잘 잔다. 숫자를 세며 잠 못 자던 때에 생겼던 건망증이나 목과 어깨의 결림, 그리고 사소한 일에도 짜증을

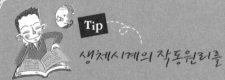
시신경이 뇌와 만나는 부위 아래에 시신경 교차상핵이 있고 바로 이곳에 생체시계가 있다. 여기서 우리의 눈을 통해 들어오는 태양 빛을 감지하여 약 24시간의 리듬을 만들어낸다. 생체리듬은 실제로는 24시간보다 조금 긴 24.2~24.6시간 정도이다.

두뇌는 빛의 영향을 받아 24시간보다 약간 긴 생체리듬을 매일 조절한다. 시신경 교차상핵이 태양 빛을 감지한 후 14시간이 흐르면 뇌의 송과체를 자극하여 멜라토닌을 분비한다. 우리가 침대에서 아침 6시에 눈을 떴다면 저녁 8시에 멜라토닌이 조금씩 분비되기 시작하여 밤 10시면 왕성하게 분비되는 것이다. 최면 호르몬인 멜라토닌이 온몸에 퍼지면서 우리는 기분 좋은 숙면의 세계로 들어간다.

멜라토닌과 반대 성격을 띠는 물질은 코르티솔cortisol이다. 이 호르몬은 잠에서 깨어날 때부터 분비되어 우리가 상쾌하게 일어나 활발하게 움직일 수 있도록 돕는다. 멜라토닌과 코르티솔의 조화가 원만할 때 잘 자고 기분 좋게 일어날 수 있다.

멜라토닌이 우리 몸에 퍼지면 체온은 내려가고 성장에 유익한 여러 호르몬이 분비된다. 그 시간이 저녁 10시부터 새벽 1시 사이다. 그래서 체온은 저녁 직전이 가장 높고, 밤이 깊어지면서 서서히 낮아져 새벽에 가장 떨어진다. 졸음이 오는 시간은 체온이 내려가는 시간이다.

잠에서 깨고 나면 체온은 다시 올라간다. 생체시계는 이로 인한 생화학 물질과 체온 변화로 뇌와 신체의 활동을 조절한다. 이처럼 낮에 일하고 밤에 자야 유익한 호르몬이 분비될 수 있다.

잘 내던 모습도 싹 사라졌다.

잠이 잘 오는 자세는 따로 있다

사람들의 자는 모습은 각양각색이다. 그러나 모든 동물은 웅크려 복부를 감싸는 자세로 잔다. 사람만이 이불 등으로 체온을 유지하고 복부를 위로 향한 채 잘 수 있다.

아이들은 자면서 이불을 걷어차고 방 안을 데굴데굴 굴러다니며 잔다. 그러한 잠버릇을 고치기 위해 안전 가드가 설치된 침대에 재워서 공간을 제한하거나 무거운 이불을 덮어주면 아이는 정신적으로 스트레스를 받게 된다. 아이들도 어른도 제멋대로 기분 내키는 대로 자는 것이 최고로 좋은 자세이다. 다음 두 가지 기본 원칙만 지킨다면 잘 때 어떤 자세로 자는 것이 좋은지 특별히 정해진 방식은 없다.

첫째, 높은 베개를 베지 말라. 각자 자기 편한 대로 잠을 자면 좋지만 잘 때 가장 중요한 부위가 목과 허리라는 점은 명심해야 한다. 척주와 목뼈의 만곡이 자연스럽게 유지되어야 근육이 긴장하지 않는다. 높은 베개는 목뼈의 만곡을 억지로 펴서 목뼈와 주변 근육을 긴장시킨다. 그것은 목뼈에도 안 좋고 숙면에도 안 좋다.

둘째, 두한족열頭寒足熱의 원칙을 지켜라. 인간을 포함한 지구 대기권 내의 모든 생명체는 무게중심을 아래에 두어야 자연스럽다. 골프나 축구 같은 필드 운동도 평소에 무게중심을 아래에 두어야 제 기량을 발휘한다. 컴퓨터나 피아노 연주처럼 손가락만 움직이는 일 역시 무게중심을 아래에 두어야 어깨나 손목에 무리가 가지 않는다. 머리에 피가 몰리면 긴장하게 되어 숙면을 취하기 힘들고, 자고 나서도 머리가 멍하다.

무엇보다 손발을 따뜻하게 해야 머리에 몰린 혈액이 잘 순환한다. 평소에 잘 자는 사람은 굳이 애써서 발을 따뜻하게 하지 않아도 된다. 그들은 눈을 감고 머리만 닿으면 스르르 잠이 든다. 누우면 생각이 많아지는 사람들은 피가 머리에 몰려 있기 때문에 몰린 피를 몸 전체에 순환시켜 주어야 한다. 머릿속에 가득 찬 온갖 잡념은 배와 팔다리가 따뜻해지면 사라진다. 이것이 잡념이 많아 쉽게 잠을 못 자는 사람들이 숙면을 취하기에 가장 효과적인 방법이다.

어떻게 머리에 몰린 피를 팔다리로 내려 보내 순환시킬까? 앞에서 말했지만 그것은 바로 '두한족열頭寒足熱' 요법이다. 머리는 차갑게, 발은 따뜻하게 만드는 것이다. 우리 조상들은 두한족열로 숙면을 취했다.

1970년대까지만 해도 온 식구가 한방에 모여 잠이 드는 일이 흔했다. 차가운 공기가 맴돌던 방에서 온 가족이 옹기종기 모여, 밤새 문풍지나 성근 방문의 구멍을 통해 삭풍이 들어오고 천장에서 쥐가 달음질하는 소리가 들려도 잘 잤다. 그 비결은 바로 머리는 찬바람에 내놓았어도 발은 뜨끈 뜨끈한 아랫목에 대고 잤던 데 있다.

머리에 몰린 피를 순환시키기 위한 두한족열의 호흡법 두 가지를 소개한다.

│ 방법 1 │

❶ 먼저 반듯하게 누워 두 팔은 옆으로, 두 발은 나란히 쭉 뻗고 온몸의 힘을 뺀다.

❷ 코로 숨을 천천히 들이마시며 가슴을 서서히 팽창시킨다.

❸ 동시에 배꼽 아래의 단전을 20~30㎝가량 들어 올린다.

❹ 숨을 확 내뱉으며 허리를 아래로 툭 내려놓는다.

❺ 이 동작을 20회가량 반복한다.

이때 의식은 호흡에 집중한다. 낮 동안 허리의 힘으로 움직이던 습관이 잠자리에도 이어져서 허리의 힘을 빼기가 쉽지 않다. 위 동작을 20회가량 반복하면 기분 좋은 피로감이 엄습한다. 그러면 머릿속의 피가 단전 아래로 내려가면서 잠 속으로 빠져든다.

| 방법 2 |

❶ 온몸의 힘을 빼고 누워 천장을 본다.

❷ 양팔과 양발을 자연스럽게 벌리고 손바닥은 위로 향한다.

❸ 숨을 들이마실 때는 빨리, 내쉴 때는 가늘고 길게 깊은 부분까지 내뱉는다. 숨을 내쉬면서 발, 발목, 정강이, 허벅지, 배, 팔, 목, 머리의 순서로 의식을 옮기다가 놓아 버린다.

❹ 마지막으로 피가 다리 쪽으로 잘 흘러가고 있다고 연상한다.

꼭 기억하세요!

숙면을 돕는 생체리듬을 만드는 방법

1. 생체시계에 따라 낮에 왕성하게 활동하고 밤에는 자자.

2. 깨진 생체리듬을 회복하는 데는 햇빛이 가장 좋다.

3. 실컷 웃어라. 심신의 안정과 호흡 조절이 이루어진다.

4. 하품을 터트려 뇌에 산소를 공급하고 생기를 불어넣어라.

5. 자율신경실조증은 냉온욕과 딱딱한 잠자리로 극복하라.

6. 잠자리에서는 수를 거꾸로 세거나 행복한 상상을 하라.

7. 잘 때는 높은 베개를 가급적 피하며, 머리는 차게 하고 발은 따뜻하게 하라.

이때 피가 다리로 갔다가 다시 머리 쪽으로 역류한다는 생각은 하지 말고 오로지 피가 발로 잘 흘러든다는 생각만 하라. 이제 차츰 발이 따뜻해질 것이다. 이 방법이 처음에는 좀 낯설겠지만 익숙해지면 불면증이 아무리 심해도 어디 가서든 금세 깊은 잠에 빠질 수 있을 것이다. 발이 따뜻해지다가 어느덧 아침을 맞는 경험을 할 수 있다. 나중에는 이런 과정을 의식하지 않고 자연스럽게 기분 좋은 수면을 취하게 된다.

4장

가수면이 최고의
피로회복제다

휴식은 지상에서 최고의 보물.
잠시 휴식이 끝난 후
나도 모르게 일이 잘 풀려 나갈 때가 많다.

헤겔(독일 철학자)

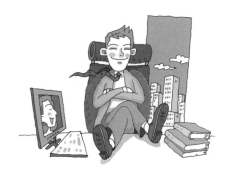

가수면을 위해
식사를 조절하라

가수면은 즐거운 외식이다

가수면의 사전적 의미는 '의식이 반쯤 깨어 있는 옅은 잠. 선잠'이다. 하지만 잘 생각해보면 글자가 뜻하는 '가짜[假] 잠'이 아니라 곯아떨어지는 짧고도 깊은 '숙면'이라 할 수 있다. 마치 삼시 세끼 찾아 먹는 식사가 아닌 외식처럼 말이다.

외식을 꼭 해야 하는 것도 아니고 외식을 지나치게 선호하는 것도 바람직하지 않다. 그래도 우리는 가끔씩 색다른 기분을 맛보기 위해 외식을 즐긴다. 외식 시간을 잘 활용해 인생을 즐겁게 사는 사람들도 많다.

인생을 멋있게 사는 사람이 누구일까? 가끔 집안의 분위기가 어수선할 때, 친구 사이가 서먹해졌을 때, 반대로 정말 기뻐할 일이 있을 때 그 상황에 어울리는 분위기의 식당을 찾는 센스 있는 사람이라고 생각할 수도 있다.

가수면도 마찬가지다. 가수면은 삶의 활력소가 되어 주기 때문이다. 특히 잠으로 인생을 낭비하지 않고 질 좋은 잠을 단시간에 자고 일어나 창조적인 일을 하려는 사람에게는 수호천사이다.

가수면은 3~30분 이내에 잠이 드는 것이다. 눈을 3분 이상 감고 있는 것도 가수면으로 볼 수 있다. 그것은 눈의 휴식과 뇌의 휴식이 바로 직결된다는 뜻이기도 하다.

잠의 가장 중요한 기능이 무엇인지를 알면 가수면을 바로 이해할 수 있다. 그것은 바로 피로회복이다. 하루 동안 활동하며 쌓인 수많은 피로물질이 잠을 자는 동안 분해되고, 이때 몸의 각 기관도 휴식을 취하게 된다. 잠을 자는 동안 뇌에

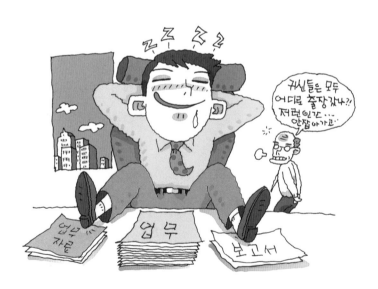

서도 필요한 정보는 기억하고 불필요한 정보는 버린다.

수면 시간에 대해서는 최소한 몇 시간은 자야 한다는 식으로 정해진 것은 없으나, 지나치게 짧게 자면 각 신체 기관의 기능 회복이 더뎌진다. 특히 단시간의 집중 수면인 경우 가장 지치는 기관은 눈이기 때문에 가수면이 없는 단시간 수면자의 몸에 무리가 올 때는 눈부터 온다. 따라서 5시간 이내의 단시간 수면을 한 사람에게는 가수면이 필수적이다.

사람은 자신도 의식하지 못한 상태에서 눈을 깜빡인다. 눈을 한 번 깜빡거리는 데 걸리는 시간은 1/40초로, 1분에 보통 15회 정도 깜빡거리며 각막을 보호한다. 그리고 눈꺼풀을 깜빡거려 각막에 눈물을 공급하여 매끄러움을 유지한다. 컴퓨터 모니터나 TV 등을 접하며 사는 현대인의 눈은 점점 혹사당하고 있다. 특히 특정 화면을 집중하여 쳐다보고 있으면 눈을 깜빡이는 횟수가 줄어들어 눈의 건강을 해치게 된다. 이런 이유로 안경이나 콘택트렌즈를 착용하는 사람들이 부쩍 늘어나고 있다.

어떻게 하면 눈을 건강하게 할 수 있을까? 되도록 모니터를 눈높이보다 아래에 두면 눈을 작게 떠도 되므로 안구 노출이 적어진다. 의도적으로 눈을 수시로 깜빡여 눈물을 보충해 주어야 한다. 또 모니터를 많이 들여다보는 직업을 가진 사람들은 적어도 20분에 한 번씩은 눈을 감고 휴식을 취하여 눈을 보호해 주어야 한다.

눈의 피로를 회복하는 가장 손쉬운 방법은 눈을 감는 것이다. 눈을 감는 것은 곧 가수면과 직결된다. 사람에게 전달되는 전체 자극의 80% 이상은 눈을 통해 들어오므로 눈을 감으면 자극도 잠잠해진다. 눈을 감는다는 것은 자겠다는 의미가 된다.

과학이 발달하기 전에는 심장이 곧 마음이라고 했으나 뇌과학이 발달하면서 마음과 두뇌가 완전히는 아니라도 어느 정도 일치한다는 것이 밝혀지고 있다. 눈이 마음의 창이라는 말은 눈이 두뇌의 창이라는 말과도 흡사하다. 머리가 솜뭉치처럼 무겁고 피곤할 때는 눈이 충혈되지만, 머리가 맑아지면 눈동자도 빛난다. 또 머리가 개운하지 않을 때는 글자도 흐려 보이지만 잠시 휴식을 취하면 다시 글자가 분명하게 보인다. 즉, 눈의 휴식은 두뇌의 휴식이 되고, 혹시 혹사당하면 그만큼 두뇌도 혹사당하는 것이다. 눈은 두뇌의 상태를 반영하는 척도가 된다.

눈과 두뇌를 제외한 다른 신체 기관이 회복하는 데는 굳이 가수면이 필요하지 않을 수도 있다. 그냥 앉아서 쉬기만 해도 다른 기관들은 회복이 된다. 그러나 눈과 두뇌는 반드시 수면을 취해야 정상적인 기능을 회복한다.

음식으로 가수면의 효과를 높여라

단시간 수면의 효과 유무는 부교감신경이 얼마나 활발한 지에 달려 있다. 교감신경이 활발하게 움직이면 에너지가 다량으로 소비되면서 혈액이 산성으로 변한다. 그리고 다시 부교감신경이 활발해지면 심장의 박동이 부드러워지고 혈압은 하강하며 이완 상태에 접어들어 꿈의 세계로 들어간다. 산성을 띠던 혈액은 알칼리성을 띠게 된다.

부교감신경의 활성화에는 알칼리성식품이 절대적인 역할을 한다. 단시간 수면자들의 기호식품을 살펴보면 대부분 알칼리성식품이라는 것도 알 수 있다. 알칼리성식품을 많이 섭취하면 각성 상태의 교감신경에서 이완 상태의 부교감신경으로의 전환이 자유롭고 빠르다. 출산 후 여성들이 끓여 먹는 미역국은 알칼리가 매우 풍부해서 산후우울증을 예방해 준다.

냄새만으로도 부교감신경의 활성화를 촉진하는 식품이 있는데, 그것은 바로 양파이다. 점심때 양파를 먹거나 그 냄새를 맡으면 혈액순환이 원활해져 점심식사 후에 잠깐 가수면을 취하는 데 도움이 된다. 레몬이나 귤을 조금씩 먹는 것도 체내의 살균 효과와 숙면 효과를 동시에 얻을 수 있어 좋다.

식성과 가수면은 약간의 상관관계가 있다. 소화가 잘 안

되는 음식은 소화기 계통에 부담을 주지만 소화가 잘 되는 음식은 자율신경계에 부담을 덜 주고 몸을 편하게 해 준다. 따라서 위에 좋고 소화가 잘되는 음식이 바로 가수면에 도움을 주는 음식이라고 할 수 있다.

위가 상해 있을 때는 위산이 직접 위벽에 닿아 쓰리다. 이 럴 때는 우유나 요구르트를 먹으면 위도 코팅이 되고 위산을 희석시킬 수 있다. 젊은이에 비해 노인의 소화력이 떨어지는 까닭은 위액의 분비량이 줄기 때문이다. 신맛이 나는 유자차, 귤차, 레몬차, 소량의 식초와 요구르트, 토마토가 위액 분비를 돕는다.

대체로 육류를 멀리하고 채소와 생선을 즐기는 사람은 소화기관을 덜 혹사시키기 때문에 짧은 수면을 취하고도 거뜬하다. 그러나 대식가나 육류를 즐기는 사람들을 보면 대체로 8시간 이상 자면서도 고혈압, 비만, 관절염, 당뇨 등의 질병을 앓고 있는 경우가 많다.

또한 가수면을 즐기기 위해서는 몸속의 중금속을 배출해 주어야 한다. 중금속에 오염된 도시의 공기와 물을 마시고 중금속으로 찌든 토양에서 자란 식품을 먹으면서 현대인들은 자신도 모르게 중금속 중독자가 되고 있다. 아이들도 중금속의 영향으로 주의력 결핍과 같은 심각한 부작용에 시달리고 있다. 수은, 납, 알루미늄, 비소, 카드뮴 등이 생선, 육류, 채소, 곡류 등에 들어 있다가 체내로 들어온다. 중국에서 불어

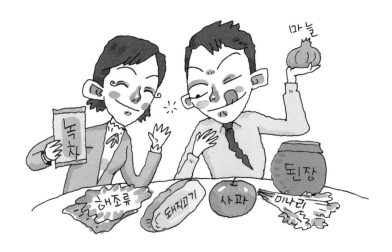

오는 황사도 모래바람이 아니라 중금속 바람이라고 해도 좋을 만큼 중금속이 대량으로 들어 있다. 매년 이 황사가 우리나라로 불어와 폐를 통해 우리의 몸속에 쌓이고 있다. 이러한 중금속은 한번 체내에 들어오면 쉽게 배출되지 않는다.

체내의 중금속은 두통, 탈모, 집중력 저하, 무기력증 등의 각종 질환을 야기한다. 건망증과 수면 장애도 가져온다. 또한 세포의 기본 단위가 되는 단백질을 파괴하여 세포의 생성과 기능을 현저히 떨어뜨린다.

따라서 중금속을 몸 밖으로 배출하는 것은 숙면은 물론 건강을 회복하는 데도 절대 필요한 것이다. 중금속 중독을 피하려면 안개가 낀 새벽에 운동하거나 황사가 낀 날에 외출하는 것을 삼가야 한다. 또 물을 마실 때는 결명자나 옥수수 티백을 넣어 끓여 먹는 것이 좋다.

이미 몸에 축적된 중금속은 음식만 제대로 섭취해도 대부분 배출할 수 있다. 녹차, 해조류, 돼지고기, 사과, 마늘 등을 먹으면 중금속을 배출하는 데 도움이 된다. 마늘 속의 유황 성분은 수은, 비소, 구리의 축적을 막아 주고 체내의 중금속과 결합하여 배변을 통해 밖으로 나온다. 미역이나 김 같은 해조류는 환경호르몬과 발암 물질을 제거하는 데 효과적이고, 돼지고기 속의 불포화지방산에는 아연과 납이 달라붙는다. 그 밖에 도토리묵, 된장, 미나리도 중금속 제거에 효과적이다.

단식과 소식의 효과를 경험하라

과거에는 못 먹어서 병이 났지만 지금은 너무 많이 먹어서 병이 생긴다. 못 먹어 생긴 병은 먹기만 하면 당장 좋아지지만, 많이 먹어서 생긴 병은 소식한다고 해서 쉽게 고쳐지지 않는다. 과식의 시대에는 보약보다 해독제가 필요하다. 우리 몸속에 과식으로 축적된 노폐물이 독소가 되어 각종 질병을 유발하기 때문이다.

소식하는 정글의 아프리카인들도 하루에 수도 없이 대변을 보았고, 과거 우리 조상들도 그랬다. 그러나 그들보다 훨씬 많이 먹는 현대인의 대변량과 횟수는 오히려 줄었다. 그만큼 뱃살, 목살, 엉덩이살이 비어져 나오고 각종 노폐물들이 그득 쌓인다.

우리가 오늘날처럼 먹는 데 자유롭게 된 것은 30년도 채 되지 않는다. 인류는 수만 년 동안 기아를 견디며 살아왔다. 우리 몸은 과식보다는 기아에 잘 적응하도록 설계되어 있다.

소식으로 얻을 수 있는 혜택은 매우 크다. 의지가 강해지고 생명력이 왕성해져서 두뇌가 명석해지는 것이 그것이다. 또 피부가 윤택해지고 단시간 수면으로도 충분히 활동할 수 있게 된다.

종교인들은 장수한다고 한다. 그중에서도 승려의 장수가 두드러지는 것은 승려들이 소식하기 때문이다. 실제로 승려들의 일상은 장수에 맞는 프로그램으로 짜여 있다. 새벽 2시나 3시에 일어나 참선과 예불을 마치고 간단한 운동을 한 뒤 7시쯤 아침식사를 하고 밤 9시에 취침한다. 식사도 주로 나물류로 소식을 한다.

일반인이 승려처럼 살기는 어렵다. 하루가 멀다 하고 회식 자리가 벌어지는데, 채식과 소식만을 고집할 수는 없다. 그래서 한 가지 대안으로 전문가들은 단식을 권한다. 단식 예찬론자들은 단식이 대부분의 질병을 치료하는 만병통치 효과가 있다고 주장한다. 1912년에 노벨 생리의학상을 수상한 프랑스의 알렉시스 카렐 박사도 같은 이야기를 했다.

"단식은 만병을 치유하는 비밀 열쇠이다. 단식으로 인체 조직이 순환하여 큰 변화가 생긴다."

단식은 계획을 잘 세워 3일 정도로 한다. 생수를 마시고 수면은 평소처럼 일정하게 취한다. 그런데 체질적으로 단식을 못하는 사람이라면 평소에 소식을 하도록 노력해야 한다. 집에서는 물론 회식 자리에 가서도 분위기를 깨지 않는 범위 안에서 건강식 중심으로 소식을 한다.

3소三小가 수면의 질을 높인다

진정한 불자는 소언小言, 소식小食, 소사小思의 3소를 지킨다고 하는데, 이 중에서 소식이 가장 핵심이라고 볼 수 있다. 소식을 하면 말수도 적어지고 번잡한 생각도 줄어든다.

과식을 하는 현대인은 몸속에 쌓아 둔 에너지를 다 소모하기도 전에 새로운 영양소를 체내에 집어넣는다. 혈액 속에도 에너지가 거듭 축적되어 혈액순환이 더디게 된다. 혈액순환이 잘되어야 몸이 건강해지는데, 에너지가 과도하게 축적되어 순환이 더뎌진 혈액의 소통을 유연하게 해 주려면 소식해야 한다.

소식은 가수면에도 도움이 된다. 지나치게 많이 먹으면 위로 피가 몰려 10분간 가수면을 취하려던 것이 2시간, 3시간씩 자게 되어 본격 수면에 방해를 주기도 한다. 기분 좋은 가수면은 소식했을 때 가능해진다. 소식을 하면 이미 세포 내에 축적되어 있는 지방이 사용되기 때문에 고지혈증 같은 성인병에 걸릴 위험이 적어진다. 일부 혈액순환 전문가들은 '하루에 한 끼 먹기'를 권장한다. 이미 몸속에는 일주일 이상 굶어도 충분히 버틸 만큼의 에너지가 쌓여 있다는 것이다.

세포 속에 오래 누적된 에너지를 소모하려면 소식을 하고, 소식할 때 공복감이 느껴지면 달리거나 걷는다. 이러면 공복감이 사라지고 세포 속의 오래된 지방질을 분해시켜 혈관이 깨끗해지는 효과를 얻을 수 있다. 달리기는 20분 이상, 걷기는 30분 이상 해야 한다.

승려들이 단시간 수면을 취하고도 장수하는 비결은 가수면에 있다. 그들은 피로하면 낮에 와불臥佛 자세로 잠깐 가수

꼭 기억하세요!

업무에 활력을 불어넣는 가수면과 그에 맞는 식사법

1. 가수면은 눈과 뇌의 휴식 시간임을 명심하라.

2. 가수면은 3~30분이 적당하다. 그 이상은 오히려 독이다.

3. 모니터를 오랫동안 보며 일하는 사람은 20분에 한 번씩 눈을 감고 보호해 주라.

4. 소화가 잘되는 음식과 위액 분비를 돕는 식품 위주로 섭취하라.

5. 중금속 배출을 돕는 녹차, 해조류, 돼지고기, 사과, 마늘 등을 즐겨 먹어라.

6. 소식과 단식으로 체내 노폐물을 내보내라.

면을 취하는데, 길어야 10분 이내지만 그것만으로도 피로회
복에 충분하다.

잠을 조금 자고도 생산성 있는 삶을 살려면 질 좋은 수면
과 상쾌한 가수면이 필수인데, 바로 소식이 질 높은 수면과
가수면의 핵심 조건이 된다.

짧게 자고
큰 효과를 경험하라

가수면은 대뇌의 휴식이다

일정한 시간에 자고 일정한 시간에 일어날 수 있는 사람은 참 행복한 사람이다. 일정한 시간에 일어나는 것은 누구나 손쉽게 할 수 있지만, 일정한 시간에 잠드는 것은 쉽지 않기 때문이다. 이럴 때 가수면은 하늘이 내린 축복이라 할 수 있다.

가수면은 잠시 눈만 붙이는 것일 뿐 진짜 수면은 아니라고 여기는 경우가 많다. 사방이 조용한 어두운 방에서 침대에 누워 몇 시간 곯아떨어져야 진짜 잠을 자는 것이라는 생각은 잘못된 고정관념이다. 가수면도 엄연한 잠이다. 눈을 잠시 감았다 뜨기만 해도 움직이던 두뇌의 80% 이상이 쉴 수 있다. 전쟁이나 훈련, 고문과 같은 극한의 상황에서도 살아 돌아온 사람들은 모두 가수면으로 두뇌와 신체의 기력을 회복했다.

가수면은 5시간 이내로 자는 단시간 수면자에게 꼭 필요하지만, 7시간 이상의 비교적 장시간 수면자에게도 필요할 때가 있다. 평소 충분한 수면을 취하던 사람도 갑자기 회사일이 바빠지거나 급한 일이 생겨 제대로 잠을 자지 못하는 경우가 생길 수 있다. 이렇게 우리가 가수면을 반드시 취해야 할 상황이 온다. 아래의 표를 보고 자신에게 해당하는 항목이 있는지 체크해 보자.

☐	급한 일로 어제 밤늦게까지 자지 못해 수면 부족 상태이다.
☐	식생활의 균형이 깨졌다. 폭식과 금식이 반복되고 있다.
☐	근무 자세가 경직되어 있다.
☐	근무 환경이 평소보다 긴장되어 있다.
☐	노화로 체력이 달린다.
☐	평상시보다 지나치게 운동을 했거나 운동을 하지 못했다.

위 항목 중 두 가지 이상을 체크했다면 머리가 무거워 집중이 잘 안 되는 증상이 있다는 것이다. 이때는 반드시 가수면을 취해 피로를 풀어 주어야 한다.

낮잠 30분으로도 충분하다

동물과는 달리 인간은 고도의 판단을 내리는 이성적 사고를 한다. 이것을 담당하는 것이 대뇌인데, 대뇌가 잠시 쉬는 것이 가수면이다. 주로 감각적 자극을 뇌에 전달하는 피부의 촉각이나 다른 감각기관과는 달리 눈은 이성적 판단과 감각적 판단에 필요한 자료를 다 받아들인다. 따라서 눈을 쉬게 하면 이성적 자극을 요하는 외부 자료들이 대다수 차단된다. 이것은 앞에서도 언급한 내용이다.

밤에는 비교적 짧은 시간 동안만 잤던 나폴레옹도 낮잠을 즐겼다. 피카소도 그림을 그리다가 피곤해지면 붓을 든 손을 침대 곁 양철판 위에 놓고 잠이 들었다. 그러다가 손에 든 붓이 양철판에 떨어지는 소리를 듣고서야 잠에서 깼다. 피카소는 몇 분이나 잤을까? 기껏해야 1분도 채 되지 않는 짧은 시간이었지만 피카소는 피로를 회복하고 대작들을 그려낼 수 있었다.

살짝 잠을 자는 것은 뇌에 입력된 에너지를 정리할 수 있도록 하여 기억력 강화에도 도움이 된다. 그러나 낮잠이 인지적 수행 능력에 해당하는 기억력과 판단력 향상에 도움이 된다고 해서 억지로 낮잠을 잘 필요까지는 없다.

그럼 낮의 가수면 시간은 어느 정도가 적당할까? 낮의 가수면은 문자 그대로 가수면에 그쳐야 한다. 인체는 해가 지면 수면 체제로 변하고, 동이 트면 각성 체제로 변하게 되어 있다. 각성 체제인 낮 시간에 30분 이상을 자면 불면의 원인이 될 수 있다.

낮잠은 30분 이내로 자야 하지만 단 3분만 눈을 붙여도 가수면의 효과가 나타난다. 10분도 쉴 여유가 없을 만큼 바쁠 때는 잠시 눈을 감고 온몸의 긴장을 풀자. 3분 정도만 눈을 감고 있어도 청량제를 마신 것처럼 개운해질 것이다.

이렇게 하면 바로 잘 수 있다

낮잠을 몇 시간씩 잘 수 있을 만큼 여유가 있는 사람은 거의 없다. 또 그렇게 자서도 안 된다. 낮잠은 10분 정도 자는 것으로도 충분하다.

가수면은 저녁 수면보다 즉각적으로 수면에 돌입해야 효과가 있다. 가수면의 효과를 얻겠다고 오지도 않는 잠을 자려고 애쓰다 보면 자칫 불면 노이로제만 생기기 십상이다. 그럴 땐 과감히 가수면에 대한 집착을 버리는 것이 낫다.

필자도 불면 노이로제로 한참 고통을 겪을 때 저녁에 잠을 깊이 못 잤으니 낮에라도 좀 자야 한다고 생각했던 적이 있다. 그때는 해가 지면 자야 한다는 강박증에 휩싸여 저녁 6시면 이불을 깔았다. 그러고는 새벽 3~4시에 눈을 떴으니 최소한 9시간 이상을 누워서 뒹굴었던 셈이다. 지금 돌이켜

보면 그 9시간 중에 분명히 15분 동안은 깊은 수면을 취했을 텐데, 그것을 자각하지 못한 채 잠을 못 잤으니 반드시 자야 한다는 엉뚱한 생각을 했던 것 같다.

가수면이 아무리 좋다 한들 자연스럽지 못한 가수면은 하지 않은 것만 못하다. 저절로 가수면을 취하려면 자기암시[*]에 강해야 한다. 별별 생각이 머릿속을 헤집고 다녀도 자기암시가 강한 사람은 즉각 그런 생각을 멈출 수 있다.

자기암시
일정한 관념을 반복함으로써 자기 자신에게 암시를 주는 일로서 심리적 문제나 신체적 문제를 개선하는 데 쓴다.

태어날 때부터 자기암시가 강한 사람들이 있고 스스로 자기암시력을 기른 사람들도 있다. 자수성가한 사람들이 대부분 자기암시가 강하다. 그들은 다른 사람들이 안 된다고 집단암시를 가할 때 혼자서도 자기암시로 극복할 줄 안다.

S회사의 Y사장은 대학 동기와 공동 출자해 회사를 운영하다가 뜻이 맞지 않아 다 남겨두고 맨몸으로 나오다시피 했다. 그는 작은 오피스텔을 얻어 개인 회사를 차려 다시 밑바닥부터 출발했고, 3년도 못 되어 큰 회사로 키웠다. Y사장은 친구에게 받은 배신감과 새로 출발한 자기 회사에 대한 불안감을 숙면으로 해결했다고 했다. 특히 회사에서 잠시 취하는 가수면은 늘 그에게 생기를 불어넣어 주었다. 그는 이렇게 말했다.

"저는 하루에 꼭 한 번 이상은 신체적으로 편한 자세를 취

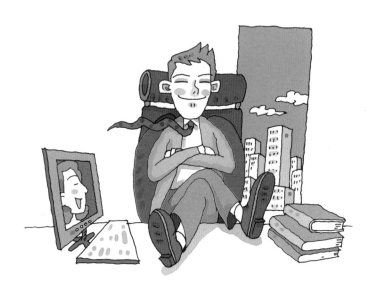

하고 정신을 안정시키려 노력했습니다. 그리고 스스로에게 이렇게 암시했습니다. '편하다. 편하다. 편하다. 내 심장과 폐도 편안하다. 내 온몸이 편안하다. 나는 한없이 평화롭다.' 이렇게 자기암시를 하다 보면 2분이 지나지 않아 가수면에 빠져들 수 있었습니다."

앞에서 말한 것처럼 자기암시가 강한 사람은 가수면에 즉각 돌입하기를 잘한다. 그러나 타인의 암시에 잘 걸리는 사람은 가수면을 좀 어려워하는 경향이 있다. 남에게 잘 휘둘리는 사람들, 흔히 귀가 얇고 마음이 여리다고 하는 사람들, 즉 집단 최면과 암시에 잘 걸리는 사람들이 가수면을 잘 취하지 못한다.

타인의 암시에 약한 사람들의 특징은 잡념이 많다는 것이다. 가수면뿐만 아니라 저녁에 수면을 취하려 할 때도 이들의 머릿속에서는 잡념이 춤을 춘다. 잡념을 털어 버리려 애쓰지 말고 그냥 지켜보라. 그것을 억누르려 하다가는 가수면이 주는 스트레스 해소 효과를 맛볼 수 없다. 마음에 떠오르는 생각들을 그냥 물끄러미 바라만 보라.

원래 가수면의 효과는 무의식 속의 억눌린 스트레스가 의식 속으로 표출되면서 카타르시스를 느끼는 것이다. 자기암시력이 약한 사람들은 가수면에 들어가기 전에 떠오르는 온갖 잡다한 생각들을 어느 것 하나라도 선택하거나 배제하지 말고 그냥 내버려 두어야 한다. 그러면 타인 암시에 약한 성향도 고쳐지고 수면의 질도 크게 개선된다. 가수면은 쓸데없는 일로 죄책감에 시달리지 않는 사람들의 권리이다.

피카소나 나폴레옹처럼 자연스럽게 가수면에 빠지는 것은 그렇게 쉬어야 할 만큼 일했다는 증거이기도 하다. 가수면을 잘 취하는 방법은 저녁에 자는 시간을 줄이고 두뇌 활동이든 육체 노동이든 열심히 하며 사는 것이다.

출퇴근 시간에 가수면을 취하라

점심을 먹고 나면 체온이 내려가면서 졸음이 온다. 이때 잠깐 자는 잠은 보약과도 같다. 그러나 점심식사 후에 잘 때는 뇌 전체가 완전한 수면에 들어가게 해서는 안 된다.

출퇴근 시간과 근무시간을 이용하여 가수면을 취할 수 있다. 더 정확히 말해 출퇴근 시간에는 전철이나 버스 안에서, 근무시간에는 휴식 시간이나 점심시간에 살짝 가수면을 취한다. 단, 출퇴근 시 가수면을 취하려면 차는 집에 두고 대중교통을 이용하라.

1) 대중교통에서의 가수면

버스나 지하철을 이용한 가수면은 여러모로 효과적이다. 퇴근 후의 숙면에도 도움이 되고 수면 환경이 바뀐 곳에 가서 자는 데도 도움이 된다.

학생들과 함께 MT를 가 보면 잠을 못 자는 아이들이 생각보다 많다. 집에서는 소음이 별로 없는 자기 방에서 혼자 자는 것이 일상이었다면 야외 숙소에서 여러 아이들과 섞여 자고 왁자지껄하는 소리에 잠을 못 이루는 것이다. 그래서 수면학자들은 아이들이 어릴 때부터 시끄러운 곳에서도 잘 자는 습관을 길러 주라고 말한다.

대중교통을 이용하면서 취하는 가수면은 그런 수면 버릇을 고쳐 준다. 덜컹거리는 소리와 주변 사람들의 말소리에도 불구하고 가수면을 취하는 버릇을 기르면 잠자리에서도 환경 변화가 두렵지 않게 된다. 자리가 나면 자리에 앉아 가수면을 취하고, 없으면 손잡이를 잡고 가수면을 취한다.

창피하게 여기지 말고 조용히 명상하듯 눈을 감아라. 출근길의 가수면은 업무의 효율성을 높여 주고, 퇴근길의 가수면은 집안 분위기를 밝혀 준다. 단, 대중교통을 이용한 가수면 역시 30분을 넘겨서는 곤란하다. 출퇴근 시간이 40분 정도라면 버스나 지하철을 탄 후에 신문이나 책을 읽다가 10분 정도 가수면을 취하는 것이 적당하다.

지하철이나 버스에서 선 채로 잠들면 어느 순간 다리가 꺾이기 십상이다. 꼿꼿하게 선 채로 자려면 먼저 자신에게 자다가 넘어지지 않는다는 암시를 건 다음 몸에 힘을 빼고 자면 된다. 이런 훈련을 반복하다 보면 언제 어디서나 자고 싶으면 자고, 깨고 싶으면 깰 수 있게 된다.

지하철 안을 한번 둘러보라. 출퇴근 시간에 가수면을 이

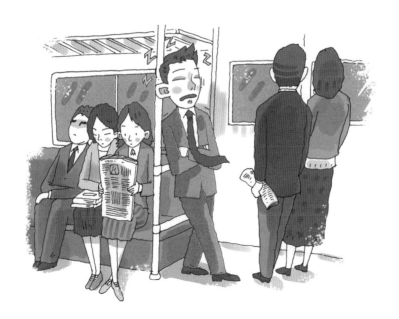

가수면이 최고의 피로회복제다

용할 줄 아는 사람들이 꽤 많다. 앉아서도 꼿꼿하게 자는 사람, 덜컹대는 지하철에서도 선 채로 흔들리며 잘 자는 사람이 많다.

2) 직장에서의 가수면

직장에서 가수면을 취할 때는 업무 시간은 피하고 주로 점심시간을 이용한다. 이때 소파나 침상을 찾아 다리를 뻗고 누우면 완전수면 상태로 빠질 수 있으니 주의해야 한다. 낮잠이 30분을 넘으면 부교감신경계가 활성화되어 쉽게 깨지도 못하고, 깨어나서도 머리가 멍해져 일에 집중하기 힘들다. 업무 시간에 가수면을 취하려면 2~3분 정도 눈을 감고

꼭 기억하세요!

효과적인 가수면을 위한 기술

1. 가수면은 대뇌의 휴식 시간이라는 것을 잊지 마라.

2. 낮잠은 30분 이내로 편안한 자세로 눈을 감는 것으로도 가수면이 된다.

3. 자기암시를 주어 짧은 시간 내에 잠들 수 있게 한다.

4. 출퇴근 시간에 대중교통에서의 가수면을 활용하면 회사 업무와 집안 분위기를 향상시킨다.

5. 업무 시간 틈틈이 2~3분 정도 눈을 감고 명상하듯 가수면을 취한다.

명상하는 것이 좋다. 그것만 해도 업무에 몰입하기 위해 정신을 가다듬는 데 충분하다.

　가수면에 정해진 자세는 없다. 각자 편한 대로 자되 가수면의 목적이 두뇌를 쉬게 하는 것이라는 점을 잊지 말고 몸 전체를 땅에 대려고 하지만 않으면 된다. 책상에 엎드리는 것이 편하면 그렇게 쉬고, 불편하면 뒤로 살짝 젖혀지는 의자를 준비하여 편안하게 가수면을 취한다. 꼭 침대나 소파에 눕고 싶거든 냉커피를 한 잔 마셔라. 커피에 든 카페인은 마신 후 30분이 지나면 각성 효과가 나타난다.

5장

잠을 정복하고
인생에서 승리하라

인생은 잠이 짧아지는 만큼 길어진다.
영국 속담

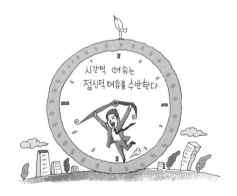

잠을 놓아주고
인생을 즐겨라

단시간 수면이 필요한 경우

적정 수면 시간은 개인차가 있다. 7시간이라는 것은 평균치일 뿐 정한 기간에 완수해야 할 업무 등의 이유로 단시간 수면이 필요할 때도 있다. 이 장에서는 그런 경우를 위해 단시간 수면의 장점을 살펴본다.

수면 시간을 줄인다고 건강이 상하는 것은 아니다. 수면의 질이 떨어져 오래 자면서도 비몽사몽 헤맬 때가 건강에 더 나쁘다. 그래서 장시간 수면자에게는 쾌면이 불가능하다. 가능하다면 잠을 적당히 덜 자는 것이 건강에 좋고 상쾌한 잠을 맛볼 수 있다.

잠을 몇 분이라도 더 자지 못해 안달이 난다면 불면 노이로제이다. 잠을 더 많이 자려는 욕심만 버린다면 불면 노이로제의 대부분은 깨끗이 낫는다. 쾌면과 불면의 차이는 잠 욕심이 크고 작은 데서 생기는 것이다.

미국의 경제 잡지 〈포브스*Forbes*〉가 발표한 장수 비결 첫 번째는 '잠을 너무 자지 말라'였다. 하루에 4시간도 잠을 자지 않는 사람들도 수명이 줄었지만 8시간 자는 사람들의 사망률도 현격히 높아졌다. 과도한 수면으로 신체가 지나치게 쉬면 체내에 지방질이 축적되어 동맥경화증을 유발한다. 에너지 과잉으로 인해 정신이 불안해지고 다시 잠을 더 청하는 악순환이 거듭되면 잘 움직이지 않는 신체는 혈액순환에도 문제가 생기고 노화가 촉진된다. 5시간 자는 사람보다 9시간 이상 자는 사람의 뇌혈관 질환 발생률이 3배 이상 높다고 한다. 그만큼 잠자는 데 시간을 과도하게 소비하는 것은 시간을 아깝게 버리는 정도가 아니라 수명을 갉아먹는 것이다. 이 사실을 알면 아무리 심한 잠꾸러기라도 자리에서 일어나지 않고는 못 배길 것이다.

수면의 질과 관계가 깊은 것이 체온의 변동이다. 체온의 변동 폭이 작으면 좋은 수면을 취하기 어렵고, 폭이 크면 깊은 수면을 취한다. 단시간 수면자보다 장시간 수면자의 체온 변동의 폭이 작다. 그런데 단시간 수면으로 체온의 변동 폭이 크면 뇌가 푹 쉴 수 있고, 그 덕분에 낮 시간에는 생동감 있게 활동할 수 있다.

단시간 수면자는 뇌가 확실하게 각성하고 있어서 매사

에 자신감을 보인다. 장시간 수면자 중에는 타인 암시에 약한 사람들이 많다. 이는 남에게 끌려다니는 인생을 살고 있다는 뜻이다. 내 주관대로 살지 못하고 주위 사람들에게 나를 자꾸 맞추려고 한다. 주변 사람의 의견이 모두 다른데 일일이 거기에 맞추려고 할 때 받는 스트레스가 얼마나 크겠는가?

한 제자가 스승에게 물었다.

"스승님 제 안에 두 마리의 개가 살고 있습니다. 한 마리는 매사에 적극적이며 온순한 놈이고, 다른 한 마리는 매사에 소극적이며 난폭한 놈입니다. 이 두 마리가 제 안에서 항상 싸웁니다. 어떤 녀석이 이기게 되겠습니까?"

스승이 대답했다.

"네가 어떤 놈에게 먹이를 주느냐에 달려 있다."

적극적이고 온순한 성격을 키우면 그러한 인품이 되고, 난폭하고 소극적인 성격을 키우면 역시 그러한 인품이 되기 마련이다.

내 인품은 내가 만드는 것이다. 주변에 끌려다녀서는 자신에 대한 불신감만 커진다. 그렇게 쌓이는 스트레스를 잠으로라도 풀어 보려 하지만 이럴 때 잠은 아무리 오래 자도 개운치 않다. 주변의 시선에 민감하고 환경에 지배받는 사람들이 암과 각종 성인병에도 비교적 잘 걸려 '성인병 성격'을 가진 사람으로 분류된다. 그래서 장시간 수면자 중에

혈관질환이나 심장질환을 가진 이들이 많고 수명이 짧은 경우도 많다. 이러한 사람들은 여러 사람의 비위에 맞춰 춤을 추면서도 자신에게 유용한 감정대로 살지 못해서 잠자리에 누우면 눈을 뜨기 싫어 8시간 이상 자는 장시간 수면자가 될 수 있다.

타인 암시에 약한 사람이 승진을 하면 아랫사람을 더 닦달한다. 또 마구 닦달하고 나서는 아랫사람이 어떻게 생각할지 궁금하고 염려스러워 머리가 아프다. 이런 사람도 단시간 동안 집중수면을 취하고 남는 시간에 자기 관리에 힘쓰면 자기암시형 인간으로 변화할 수 있다. 지나친 잠은 사람을 바보로 만든다.

지속적으로 단시간 수면을 생활화하면 더 깊이 잘 수 있다. 그러나 더 많이 자려고 애쓸수록 신경이 예민해져서 더 깊은 잠은 자지 못한다. 단시간을 자면서도 수면 부족을 걱정하지 않을 때 더 자는 것이다.

수면량도 조절할 수 있다

수면 시간의 양은 사람마다 다르다. 수면을 연구하는 사람들도 적당한 수면 시간은 사람마다 차이가 있다고 강조한다. 틀림없이 생리적으로 잠을 더 많이 자는 사람과 적게 자는 사람이 있다.

롱 슬리퍼long sleeper와 쇼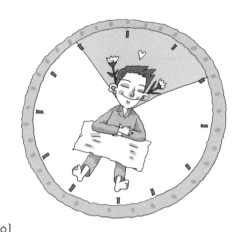
트 슬리퍼short sleeper는 예외
적이다. 롱 슬리퍼는 8시
간 이상 자지 않으면 안 되
는 사람이고, 쇼트 슬리퍼
는 4시간 이하를 자도 일
상생활에 지장이 없이 정신
적·육체적으로 건강한 사람이
다. 만약 자신이 롱 슬리퍼라면 잠을 많이 자는 것에 대해 심
리적·도덕적 부담감을 가질 필요가 없다. 천재 과학자 아
인슈타인은 10시간을 잤다. 일반적으로 과학자나 예술가 중
에 롱 슬리퍼가 많다. 아무래도 이들은 사물의 이치나 구성
원리, 물질과 인간 조직의 운동 원리를 따지느라 뇌를 많이
사용해야 하기 때문이다.

실제로 우리 주변에는 쇼트 슬리퍼나 롱 슬리퍼보다 유동
적인 베리어블 슬리퍼variable sleeper가 대부분이다. 베리어블
슬리퍼의 수면 시간은 외부 환경에 따라 유동적이다. 주변
환경이 좋을 때는 짧은 수면을 취하고도 만족하고, 그렇지
못할 때는 수면 시간이 길어진다. 그런데 롱 슬리퍼와 쇼트
슬리퍼를 합쳐도 전체의 10%가 채 안 된다. 90% 이상은 베
리어블 슬리퍼라는 이야기다. 베리어블 슬리퍼의 수면 시간
은 4~7시간 정도이며, 약 3시간의 편차를 보인다.

베리어블 슬리퍼에게 가장 효율적인 수면 시간은 5시간이다. 이들을 대상으로 2개월간 실험을 하고 설문조사를 해보았다. 한 달은 5시간만 수면을 취하고 남는 시간은 독서나 취미 생활을 하게 했고, 다음 한 달은 9시간 수면을 취하게 했다. 설문 결과에 따르면 5시간 수면을 취하고 자기 계발을 하는 데 시간을 쓴 경우 활동력이 증가했으며 상황을 낙관적으로 해석하는 경향이 있었다. 한편, 밤 10시부터 아침 7시까지 9시간 수면을 취한 경우에는 현실에 대해 비판적 성향을 띠었다.

모든 사람에게 동일하게 적용되는 과학적 수면 시간은 없다. 그런데도 과거에는 8시간 수면설이, 지금은 7시간 수면설이 정설처럼 받아들여지고 있다. 우선 나이가 어릴수록 수면 시간은 길다.

렘수면의 비율은 성장과 반비례한다. 신생아의 역설수면은 약 40%, 5세까지는 30%, 초등학생은 25%, 중학생부터는 20% 정도로 성인과 큰 차이가 없어진다. 어릴수록 렘수면이 많은 것은 잠들어 있을 때, 특히 렘수면일 때 성장호르몬이 가장 왕성하게 분비되기 때문이다. 따라서 성장기 때 성인보다 더 많이 자야 하는 것은 당연하다. 성인이 된 후에는 성장호르몬의 양이 줄고 덩달아 렘수면의 비율도 내려간다.

갓 태어난 아이는 18시간 이상 자야 하고, 유치원에 다닐 때쯤에는 12시간 정도, 초등학생은 10시간 정도로 사람은 나이가 들수록 수면 시간이 점차 줄어 청년기 때부터는 7시간 정도 자야 하는 것으로 알려져 있다.

그러나 잠을 조금만 자면 성장에 지장을 주지 않을까 하는 걱정은 기우에 불과하다. 너무 짧게 자면 안 되겠지만 성장호르몬이 가장 왕성하게 분비되는 밤 10시부터 새벽 2시까지만 깊이 자도 성장에 무리가 가지 않도록 신체가 적응하기 마련이다.

성인이 된 다음에도 수면 7시간이 유효한가? 물론 그렇다. 하지만 절대기준으로 삼을 필요는 없다. 잠을 조금 덜 자서 생기는 문제보다 잠이 부족하다고 생각하는 데서 오는 불쾌감과 좀 더 자야 한다는 강박이 정신건강에 더 해롭다.

수면 시간을
수면 사이클에 맞춰라

왜 수면 사이클인가

자연이 일찍 일어나는 새에게 더 많은 벌레를 주듯 일찍 일어나는 사람의 몸과 마음을 성공의 최적 상태로 만들어 준다. 단시간 수면자는 수면 시간이 짧은 만큼 더 깊은 잠을 자고, 잠에서 깰 때도 상쾌하게 눈을 뜬다. 단시간 수면을 하고자 한다면 5시간 정도가 적당하다. 그 이유는 수면리듬을 보면 잘 알 수 있다. 렘수면과 비렘수면이 교차되는 사이클은 약 1시간 30분 정도라고 한다.

흔히 3시간이나 4시간 수면법을 거론하기도 하지만 이는 특별한 몇몇 사람들에게만 해당이 된다. 보통 사람들에게는 5시간에서 6시간의 수면이 가장 실행하기 좋고 합리적이다. 어떤 이유로든 단시간 수면이 필요한 이들에게 5시간 수면을 강조하는 이유는 두 가지이다.

첫째, 90분 수면 사이클을 생각해 볼 때 수면 시간은 비교적 짝수 시간보다는 홀수 시간이 낫다. 만약 3시간 수면법을 실천하려는 사람이라면 수면 사이클이 두 번째로 끝나는 시간에 일어나야 한다. 단순히 수면 사이클에 의해 기상 시간을 정한다면 수면 사이클이 두 번째로 돌아오는 3시간, 세 번째 돌아오는 4시간 30분, 네 번째 돌아오는 6시간이 맞다.

그러나 수면 사이클은 사람마다 조금씩 차이가 있다. 보통 90분에서 100분 정도지만 편차가 큰 경우는 120분까지 가는 경우도 있다. 또 수면 사이클이 매일 정확히 일치하지 않는 경우도 자주 발생한다. 어떤 때는 90분, 또 어떤 때는 110분 하는 식이다.

따라서 수면 사이클이 모든 사람에게 똑같고 매일 고정적이라는 것을 전제로 한 3시간, 4시간 수면법은 무리가 있다. 그렇기 때문에 많은 사람이 3~4시간 수면법을 시도하다가 실패하고 아예 7시간 이상씩 자 버린다. 5시간 수면법은 이러한 수면 사이클의 차이를 감안한 수면법이다.

5시간 수면법을 권장하는 둘째 이유는 꿈의 정신적 기능을 배려해서이다. 밤새 꿈만 꾸는 것만큼이나 평생 아무 꿈도 꾸지 않고 자는 것은 정신건강에 해롭다. 물론 꿈을 꾸고도 의식하지 못하는 경우가 많지만, 수면 시간을 너무 짧게 잡아 버리면 꿈이 줄어드는 것이 사실이다. 꿈은 우리 정신의 '해우소解優所'이다.

꿈을 꾸는 렘수면을 방해하면 어떤 일이 일어날까? 미국의 한 수면 전문가는 꿈을 중단시키면 잠이 자꾸 늘어난다는 것을 증명하기 위해 피실험자가 캄캄한 방에서 잠이 든 후 그의 뇌파에 렘수면이 나타나면 바로 흔들어 깨우는 실험을 했다. 그리고 다시 잠들어 렘수면의 파동이 보이면 또다시 깨우는 '고문'을 반복했다. 날을 거듭할수록 렘수면 시 깨워도 더 깊이 잠들어 웬만해서는 눈도 뜨지 않게 되었다. 렘수면은 짓밟을수록 강인하게 자라나는 잡초와도 같았다. 렘수면은 필수불가결한 것이며, 꿈도 안 꾸고 비렘수면만 취한다는 것은 불가능하다.

이 두 가지 이유로 볼 때 수면 사이클의 이론상 3시간 또는 4시간 30분 수면법이 맞다고 해도 그것은 보통 사람들에게는 현실을 무시한 이상적 이론에 지나지 않는 것이다.

낮 동안 쌓인 불만이나 사회적 금기 때문에 차마 행동하지 못한 억압, 소망의 지연에 대한 불안감 등이 뇌에 쌓였다가 꿈으로 배출된다. 그렇기 때문에 보통 사람들에게는 꿈을 통해 정신적 스트레스를 날려 보내고, 잠자리에서 어느 정도의 게으름을 피우는 여유가 필요하다. 이럴 때 최고로 적합한 수면 시간이 5시간이다.

인간의 신체는 비상사태를 만나면 초인적인 힘을 발휘한다. 망망대해에서 표류하거나 동굴 속에서 보름 이상을 갇

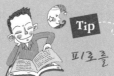

Tip

피로를 푸는 호흡, 이렇게 하라!

숙면 후 아침에 일어나서 호흡만 잘해도 피로를 싹 가시게 하고, 효과적으로 뇌에 산소를 공급할 수 있다. 아침에 일어나서 하는 호흡은 창문을 열거나 집 밖에 나가서 바깥 공기를 마시며 실행하는 것이 좋다.

1. 좌우 발뒤꿈치를 맞대고 곧바로 선다.
2. 코로 7~8초 동안 숨을 천천히 들이쉰다. 가슴과 어깨를 벌리고 숨을 들이마신다. 의식을 발바닥의 우묵한 부분에 집중하고 거기서 공기를 마신다고 생각한다.
3. 발돋움을 하면서 뒤꿈치를 한껏 치켜올리고 7~14초 동안 숨을 멈춘다.
4. 숨을 토하며 뒤꿈치를 천천히 내린다. 10초쯤 후에 뒤꿈치를 바닥에 내린다.

이 동작을 매일 아침, 5회 되풀이한다.

저녁에 자기 전에도 호흡을 통해 하루 동안 쌓인 피로를 풀고 숙면을 돕는다.

1. 앉아 있어도 괜찮고 누워 있어도 좋다. 가장 편한 자세로 있으면 된다.
2. 양손으로 깍지를 끼고 단전 위에 놓는다.
3. 깊게 숨을 들이쉰다.
4. 입을 모아 띄엄띄엄 숨을 뱉는다. 이때 양손으로 단전을 꾹꾹 눌러 마치 뱃속에서 숨을 내쉬는 듯이 한다.

이런 동작을 10회쯤 계속한다.

혀 지내다 구조된 사람들은 잠들면 죽는다는 생각에 이를 악물고 잠을 참았다고 한다. 그러나 이런 어려운 상황이 아닌 평상시에도 잠을 극도로 적게, 1시간 이하로 자는 사람이 적지 않다.

거의 잠을 자지 않고 밤새 공부하여 자격증이란 자격증은 다 따는 사람들이 있다. 그들은 그렇게 잠을 안 자고도 다른 사람들과 조금도 다르지 않게 활동하면서 전혀 피로감을 못 느낀다. 이는 결국 잠자는 시간의 양은 자신의 의지에 따라 조절이 가능하다는 것을 말한다.

생체리듬은 바꿀 수 있다

원래 모든 인간은 새벽형 인간으로 태어난다. 그러나 성장환경과 생활환경에 따라 저녁형 인간으로 변하기도 한다. 즉, 새벽형 인간으로 생체리듬을 타고났어도 습관이나 직업에 따라 저녁형 인간으로 변할 수 있다. 편의상 아침형 인간을 종달새로, 저녁형 인간을 올빼미라고 하자. 내가 올빼미가 되었는지 종달새로 남아 있는지 어떻게 알 수 있을까?

영어 학원을 운영하는 M씨는 낮에는 멍하다가도 밤에 불빛이 켜지면 머리가 맑아진다. 어쩌다 대낮에 운전할 일이 있을 때는 아내나 다른 동승자에게 자동차 열쇠를 맡긴다. 그만큼 대낮에는 얼떨떨하다. 그러다가 밤에 운전을 할 때는 생동감이 넘친다. 학원 수업을 마치고 동료들과 야식을 먹으며 술도 마신 후 매일 새벽에 들어와 오전 내내 자는 습관에 생체리듬이 바뀌어 버린 것이다.

이런 올빼미들은 오전 중에는 체온이 더디게 상승하다가 어두워지면 서서히 올라가 머리 회전이 빨라지고 일하는 속도가 빨라진다.

종달새는 그 반대이다. 새벽에 일어나면 체온이 급격히 올라가 최고점으로 쭉 이어지다가 어두워지면 체온이 내려간다. 그래서 종달새는 체질적으로 어둠에 강하지 못하고 밤에는 일의 효율이 떨어진다.

아침부터 활기가 넘치는 종달새들은 용의주도하게 일을 처리하며 뭐든 미리미리 준비하는 스타일이다. 반면 올빼미들은 자유롭고 융통성은 있으나 준비성이 부족하고 무슨 일이든 마무리 시점에서야 서두르는 경향이 있다.

새벽에 일어나면 그다지 유혹받을 일이 없다. 고작해야 컴퓨터로 게임을 하는 정도이다. 그러나 밤에 늦게 돌아다니면 유혹하는 것이 많고 돈도 많이 쓴다. 아무리 밤이 즐겁다 해도 새벽과는 바꾸지 마라.

수면 시간을 30분 단위로 조절하라

모 인터넷 언론사의 K사장은 전형적인 올빼미형이었다.

새벽 2시 전에는 아무리 자려 해도 잠이 오지 않아서 남들이 다 잠든 시간에 영화를 보거나 인터넷을 들락거리다 비로소 잠이 들어 아침 9시가 넘어서야 일어난다. 그러다 보니 사장인 자신이 출근 시간이 제일 늦었고, 직원들이 보기에도 안 좋은 듯했다. 그는 별다른 일이 없는 밤에도 다른 사람은 다 자는데 혼자 깨어 있는 자신이 왠지 처량해 보이기도 해서 생활 패턴을 종달새형으로 바꾸기로 결심했다.

퇴근 시간 후에는 곧바로 귀가하여 밤 10시면 누웠다. 잠이 잘 올까 했는데 역시 잠이 오지 않아 다시 야행성 생활로 돌아갔다. 마침 회사 직원 중 하나가 사장의 고민을 알아채고 새벽형 인간이 되는 방법을 제시해 주었다.

"사장님, 일단 목표 수면 시간을 정하고, 일주일 단위로 기상 시간을 일정하게 정해 보세요. 그리고 취침 시간과 기상 시간을 일주일에 30분씩 앞당겨 보세요."

그 직원은 회사에서도 알아주는 종달새형이었다. 사장은 목표 수면 시간을 밤 10시에서 새벽 5시로 정했다. 목표한 수면 시간을 달성하기 위한 과정으로, 맨 첫 주는 새벽 1시 반에 취침하고 아침 8시 30분에 일어나겠다는 계획을 지켜 나갔다. 그렇게 생활한 결과 2개월 만에 10시 취침과 6시 기상을 달성했다.

지금은 새벽 4시에 일어나는 진정한 새벽형 인간이 되어 매일 새벽 회사의 중요한 업무사항을 미리 점검하고 직원들

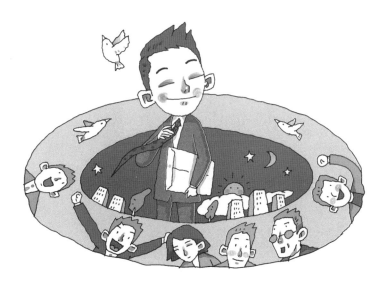

보다 더 일찍 출근하고 있다. 회사에서는 생동감이 넘치게 일하고 회사의 수익도 가파르게 상승하고 있다.

올빼미가 종달새로 돌아오는 데 가장 큰 장애는 일찍 일어나는 것보다 일찍 잠드는 과정에 있다. 큰맘 먹고 늦게 취침하던 습관을 버리고 일찍 자려는데 잠이 안 오면 시간이 아까운 생각이 들어 다시 야행성으로 돌아간다.

늦게 자고 늦게 일어나는 생활 방식을 단번에 일찍 자고 일찍 일어나는 것으로 바꾸려면 무리가 따른다. 너무 무리하지 말고 일주일 단위로 취침 시간과 기상 시간을 30분씩 앞당기면 어떤 올빼미형 인간도 종달새형 인간이 될 수 있다.

수면량으로 만족감을 얻지 마라

나노테크놀로지 사회에서는 너무 거대하면 변화에 능동적으로 대처하기가 힘들다. 작지만 강하고 질이 좋은 것이 대우받는 시대이다. 음식도 양보다 질과 맛이 중요하고, 부동산도 양보다 질이 중요하다.

수면도 마찬가지이다. 얼마나 많이 잤느냐가 중요한 것이 아니라 얼마나 만족스러운 잠을 잤느냐가 중요하다.

잠은 몇 시간 잤느냐보다 자고 나서 얼마나 개운하게 일어나느냐가 더 중요하다. 인간에게 필요한 수면 시간이 몇 시간인지는 수면 전문가들도 의견이 일치하지 않는다. 그중 평균 7시간을 주장하는 사람이 가장 많고, 심지어 3시간 동안 수면하는 것이 적당하다는 사람도 있다.

그러나 분명한 것은 수면이 얕으면 잠자는 시간이 길어지고, 마찬가지로 잠자는 시간이 길어지면 수면이 얕아진다는 것이다. 잠이 잠을 몰고 온다. 잠은 뇌의 회복이 주목적이고 부수적으로는 몸의 휴식이 따라야 한다.

평소 8시간씩 자도 개운치 않다는 말을 자주 하던 사람이 어느 날 오랜만에 등산을 하고 밤늦게 잠이 들었다. 다음 날 새벽 평소보다 일찍 일어났는데도 오히려 머릿속까지 더 상쾌했다. 누구나 이와 흡사한 경험이 몇 번씩은 있을 것이다. 한밤중까지 독서에 몰두해 있다가 잠이 들었는데, 다음 날 아침 일찍 일어나 보니 얼마나 개운한지 그 기분을 이루 말로 할 수 없던 경험 말이다. 그런 경험은 수면의 만족이 결코 수면 시간에 좌우되지 않음을 증명한다. 피로한 만큼 잠에 곯아떨어져 깊은 수면을 취하면 짧은 시간을 자더라도 상쾌해지는 것이다.

운동을 하거나 일을 하면서 근육을 많이 사용하면 몸에 젖산이 쌓이는데, 이것을 분해하는 가장 좋은 방법이 편히 쉬는 것이다. 푹 쉬면 근육 속의 젖산이 탄산가스와 물로 분해되어 배출되고 피로가 완전히 해소된다.

대뇌의 피곤을 풀어 주는 방법은 근육의 피로를 푸는 방법과는 다르다. 마냥 빈둥거리는 것만으로는 뇌의 피로가 풀리지 않는다. 뇌에 쌓인 피로물질은 수면으로 해소해 준다. 이 피로물질을 제거하는 데는 5시간 정도면 충분하다.

건강한 수면생활에서 중요한 것은 수면량보다 수면의 패턴이며, 얼마나 잤느냐보다 어떻게 느끼느냐가 훨씬 더 중요하다. 무엇보다 일정한 시간에 자고 일어나는 규칙적인 생활을 해야 한다. 늦게 자는 습관이 들어 자꾸 잠을 뒤로 미루다 보면 만성적 수면 부족 증상에 시달릴 수 있다. 가장 좋은 취침 시간은 밤 10시경이다. 특히 청소년의 경우 밤 10시부터 새벽 2시 사이에 성장호르몬이 분비된다. 한방에서는 깊이 잠든 자정에 간과 쓸개의 경락이 운행한다고 본다. 자정에 깊이 자려면 적어도 10시 이전에는 취침해야 한다. 매일

자정이 넘어 자던 사람이 간경화를 선고받고 10시 이전에
취침하고 나서 건강이 좋아진 사례도 있다.

꼭 기억하세요!

수면 패턴 바꾸기

1. 수면량에 집착하지 말고, 단시간 수면에 만족하는 습관을 길러라.

2. 저녁형 인간이라도 시간을 조절하면 생체리듬이 바뀌고 새벽형 인간
   이 될 수 있다.

3. 일주일 단위로 30분씩 일정하게 시간을 조절해 가면서 취침 시간과
   기상 시간을 앞당겨 보라.

4. 수면량보다 수면의 질로써 뇌의 피로를 푼다는 점을 기억하라.

새벽을 깨우고
인생을 바꿔라

당신의 인생을 3배로 늘려라

새벽잠은 더 달콤하게 느껴진다. 또 일어날 시간이 얼마 남지 않았다는 아쉬움도 크다. 이 달콤함과 아쉬움을 이겨 내고 새벽에 책상에 앉는 사람은 무슨 일이든 해낼 기본이 된 사람이다. 새벽에 좀 더 오래 침대에 누워 있는 기쁨보다 일어나서 어떤 일을 성취하는 데서 오는 기쁨이 더 크면 새 벽의 기상 시간이 즐거워진다. 더구나 도시인들은 새벽 시 간 이외에 무엇을 성취할 시간을 만들기가 쉽지 않다.

모든 사람은 저마다 탄생과 죽음 사이의 시간을 활용할 권리를 갖고 있다. 이 한정된 시간을 얼마나 유용하게 활용 하느냐가 얼마만큼 자아를 성취하고 사느냐와 연결된다. 보 통 사람들이 하루에 평균 8시간 일하고, 8시간 쉬고, 8시간을 자고 있다면 인생의 3분의 1을 침대에서 보내는 셈이 된다. 노동법상 8시간 근무가 정해져 있다고는 하나 대다수 근로자들은 10시간 이상 일한다.

여기에 출퇴근 시간을 평균 2시간이라고 가정하면 일하는 시간과 잠자는 시간을 합쳐 20시간쯤 된다. 남는 시간은 겨우 4시간. 그 4시간도 하루 세끼 식사와 기타 용무를 보는 시간을 제외하면 1시간도 남기 어렵다. 겨우 1시간 남짓한 시간으로 언제 자아를 성취할 것인가?

21세기는 평생학습의 시대이다. 에전에는 학교에서 한 번 배운 지식을 평생 사용해도 큰 어려움이 없었다. 그러나 어제 배운 지식이 오늘은 무용지물이 되는 세상에서 계속 공부하지 않으면 성공은 물론 사회에서 살아남기조차 힘들어진다.

'자기 학습 시간을 어떻게 마련할 것인가'가 성공의 필수 조건이라고 볼 수 있다. 일하는 시간은 내 마음대로 줄일 수 없으니 잠자는 시간을 줄이고 출퇴근 시간을 줄이는 것 외에는 방법이 없다. 다행히 자는 시간을 줄이면 인체에 마이너스 효과가 아니라 오히려 플러스 효과가 나타난다.

조용한 새벽, 일에 집중하는 기쁨은 경험해 본 사람만 안다. 새벽에 깨어나 일과 학습을 즐긴 다음 아침 일찍 출근할 때의 그 보람을 무엇과 비교할 수 있을까? 서울 여의도로 출퇴근을 하던 한 직장인은 4시에 일어나는 새벽형 인간이 되고 나서는 6시 30분이면 회사에 도착한다. 예전에는 1시간 30분에서 2시간 가까이 걸리던 출근 시간이 30분밖에 걸리지 않는다. 그래서 1시간 이상 남는 시간에는 헬스도 하고 책도 읽는다. 그 후 그의 근무 성적도 눈에 띄게 좋아졌다고 한다.

뇌세포가 가장 활발하게 활동하는 새벽의 1시간은 한낮의 3시간과 비슷한 효과를 낸다. 새벽 4시부터 7시까지는 '시간을 낳는 시간'이 된다.

종달새형 인간이 되면 무엇보다 마음의 여유를 가질 수 있어서 좋다. 아침에 일어나 회사 가기도 바쁘면 마음의 여

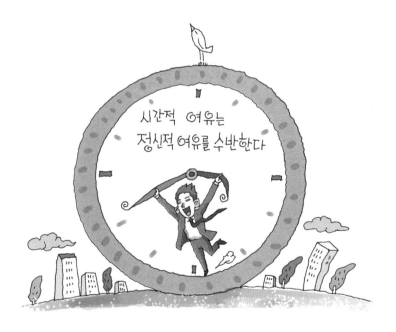

유가 생길 리 없다. 정신적인 성숙과 마음의 여유는 이와 같은 여유로운 시간에서 생긴다.

영업 사원 B씨와 C씨가 있다고 하자. 올빼미 스타일인 B씨는 퇴근 후에 돌아다니기를 좋아하고 저녁에 실컷 먹는 스타일이다. 밤늦게 집에 돌아와서는 출근 시간 전까지 늘어지게 잔다. 언제나 시간에 쫓겨 기존의 거래처만 관리하기도 바쁘다. 아침 회의 시간에는 멍한 상태로 앉아 있다가 정리되지 않은 머리로 거래처를 들르는 생활을 반복한다.

한편, C씨는 종달새 스타일이다. 퇴근 후 중요한 일이 없으면 일찍 집에 들어가 알칼리성 음식 위주로 소식을 하고 하루 일과를 점검한 후 잠을 잔다. 늦어도 새벽 5시면 일어나 그날의 스케줄을 검토해 본다. 새로운 거래처를 트기 위해 연구를 하고 필요한 자료도 수집한다. 시대의 변화에 발맞춰 자기 학습을 한다. 맑은 정신으로 참여한 아침 회의 시간에는 누구보다 열정적이며 창의적 안건을 내놓는다. 거래처에 나가서는 잘 짜여진 계획으로 짧은 시간 동안 상담을 마치고 고수익을 창출하는 데 기여한다.

B씨와 C씨가 이러한 자세로 3개월만 영업을 하면 실적은 하늘과 땅 차이만큼 큰 차이가 날 것이다. 시간적 여유는 이렇듯 정신적 여유를 수반한다.

새벽을 깨워라, 성공이 다가온다

인간은 세 가지 조건만 충족되면 만족하며 살 수 있다고 한다. 건강과 부, 지혜가 그것인데 이 중 지혜만 있어도 건강과 부를 다 거머쥘 수 있다. 지혜로 건강을 관리하고 재테크도 할 수 있는 것이다.

새벽에 일찍 일어나면 머리가 맑아져서 덩달아 건강과 부까지 다 갖게 된다. 새벽 5시부터 7시까지는 두뇌 회전이 가장 빠른 시간이기 때문에 공부를 하기에도 좋은 시간이다. 새벽 시간을 어떻게 활용하는지가 성공과 직결된다는 것이다. 세계의 소프트웨어라고 불리는 인도의 정보통신업계 경영자들은 새벽 4시면 일어나 일과를 시작한다.

흔히 예술가들은 밤에 작업을 한다고 생각하지만 사실 성공한 예술가 중에는 새벽형이 많다. 프랑스 파리에 간 일본 작가 야마자키 다쿠미 씨는 그곳의 저명한 예술가들을 만나 "언제 어떤 방식으로 아이디어를 얻습니까?"라고 물었다. 예술가들은 이구동성으로 대답했다.

"당연히 새벽 시간이죠."

우리나라 체신부의 말단 공무원에서 시작하여 KTF 사장까지 지낸 이경준 사장. 그에게는 시간만이 유일하고 공평한 자원이었다. 첫 근무지인 선유도에서 일할 때부터 월급을 받으면 시내에 나가 주머니를 몽땅 털어 닥치는 대로 책을 사서는 하루에 서너 시간만 자고 공부에 몰두했다고 한다.

초등학교 졸업장도 없이 대우그룹에 들어가 정밀기계 분야의 세계적 명장이 된 김규환 씨도 단시간 수면으로 성공한 사람이다. 학원을 다니지 않고도 5개 국어를 할 줄 알았으며, 수많은 신제품을 개발하기까지 하루에 3시간씩 자면서 공부와 연구에 몰두했다. 그는 집의 천장, 식탁, 벽, 화장실, 사무실, 책상 등 눈길이 닿는 곳마다 외국어 문장을 적어 놓고 하루에 한 문장씩 익혔다. 또 밤 9시에 잠이 들어 늦어도 새벽 1시에는 일어나 6시까지 책을 읽고 출근했다고 한다. 지금 그는 목숨을 걸면서 충실했던 자기 인생에 대한 보상을 받으며 살고 있다.

현대그룹의 고 정주영 회장도 새벽 3시면 일어났고, 마이크로소프트사의 빌 게이츠, 다음커뮤니케이션의 이재웅 사장도 새벽이면 어김없이 일어난다. 그리고 세계적 기업 GE(제너럴 일렉트릭)의 전 회장이었던 잭 웰치 역시 7시 30분이면 회사에 출근해 사무실에 앉아 있었다.

출근 시간을 8시로 잡고 식사와 세면을 위한 1시간을 빼더라도 정주영 회장처럼 3시에 일어나면 출근 시간까지 4시간이 남는다. 그러면 3시간 정도는 학습을 위해 쓸 수 있다. 그 좋은 학습 기회를 잠으로 허비할 것인가? 미국 유통업체 월마트의 설립자인 샘 월튼은 평일은 물론 토요일에도 새벽 4시 30분이면 사무실에 출근했다. 그는 세계 최고의 상인이 된 비결이 새벽 시간에 일을 처리하는 습관에 있다고 말했다.

인생의 숨겨진 10년을 새벽에서 찾아라

만일 4시에 일어나면 7시까지 3시간, 이것이 한 달간 지속되면 90시간, 1년이면 1,000여 시간이 넘는다. 날짜로 환산하면 60일가량이나 된다. 5년이면 1년, 10년이면 2년, 30년이면 6년, 50년이면 10년을 더 버는 셈이다. 새벽을 깨워 얻은 이 시간은 오로지 자기 계발에 사용 가능한 금쪽 같은 시간이다.

만약 당신의 나이가 30세라면 평균수명을 90세로 쳐도 십수 년이라는 공짜 시간이 주어진다. 그 세월을 어떻게 쓸 것인가? 생각만 해도 가슴이 설렌다. 누구도 간섭하지 않고 무엇에도 얽매이지 않는 완전한 당신만의 그 시간을 무엇을 하며 보낼 것인가?

새 사업을 구상하거나 확장하기 위해 정보를 수집하고 분석하는 데 써도 좋고, 문학에 심취해 보는 것도 좋다. 외국어 공부를 해도 몇 개 국어는 해낼 수 있다. 어려운 영어도 새벽에 4시간씩 2년만 완전히 파묻혀 공부하면 자유롭게 의사소통할 수 있는 수준이 된다. 영어 공부를 끝내면 일본어, 중국어, 인도어, 독일어도 공부해 보라.

전문가들은 잠에서 깬 지 1시간이 지났을 때가 두뇌 세포가 가장 활발한 시간이라고 한다. 따라서 일어난 직후의 1시간가량은 정보를 소극적으로 입력하는 시간이므로 인터넷 사이트나 신문을 보면서 하루 일정을 점검한다. 기상 후 1시간이 지난 2시간째부터는 집중력과 판단력이 한낮의 3배 이상이 되므로 이때 창조적인 일에 집중하면 된다.

누구나 잠재적 가능성을 가지고 있다. 그러나 잠재적 가능성의 크기가 곧 성공의 순서는 아니다. 작은 재능을 가지고 큰 성과를 거두는 사람이 있는가 하면, 큰 재능을 갖고서도 아무 성과를 내지 못하는 사람이 있다. 둘의 차이는 무엇일까? 바로 시간 관리의 차이다. 시간은 재능을 열매로 바꾸어 주는 변환 장치라고 할 수 있다.

결국 어떠한 재능도 구체화되지 않으면 쓸모가 없다. 성공한 사람들의 시간 관리 요령을 다음에서 살펴보자.

1) 분명한 목적을 정한다

목적은 인생의 전반에 걸쳐 이룩한 소망이며, 다소 추상적이고 가치지향적이다. 새는 벌레를 잡으려고 일찍 일어난다. 당신은 왜 일찍 일어나려 하는가?

성공한 사람들의 특징은 자기 동기 부여에 강하다는 점이다. 이들은 목적이 이끄는 대로 인생을 산다. 절대 기분에 좌

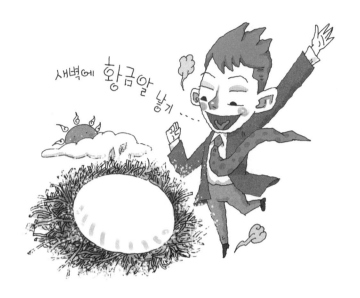

새벽에 황금알 낳기 .....

우되거나 욕심에 휘둘리지 않는다.

이들은 자신의 삶을 목적에 의해 관리하는 것이다. 그럼 당신은 왜 사는가? 왜 새벽에 일찍 일어나려 하는가? 일생을 걸고 달려가려는 목적은 무엇인가? 목적이 당신의 삶을 지배하게 하라.

2) 달성 가능한 목표를 세운다

목표는 목적을 이루기 위한 과정이다. 성공한 사람들의 목표는 대단히 영리한 것이다. 즉, 목표가 구체적이고, 측정이 가능하며, 행동도 가능하고, 시간 또한 적절해야 한다. 영리한 목표를 세우려면 누가 무엇을 언제까지 성취할 것인지를 명확히 적어 놓아야 한다.

3) 시간 가계부를 적는다

하루는 24시간, 일주일은 168시간……. 이런 식으로 너무 시간을 세분화하여 계획을 세우면 곧 질려 버린다. 전 미국 대통령 빌 클린턴처럼 시간을 관리해 보자.

클린턴은 대통령 재직 당시 시간 관리 전문가를 측근에 두고 자문을 받았다. 그 결과 시간 대비 생산성이 62.5%나 증가했다. 이렇게 시간을 관리하고 남는 시간에 르윈스키와 바람을 피웠다는 분석도 있기는 하다. 그만큼 대통령도 바쁜 일정 속에서 시간 관리만 잘하면 여유 부리며 살 수 있다는 의미일 것이다.

클린턴의 시간 관리 방법의 핵심은 시간에 매이지 않고 일의 중요도를 따라 시간을 활용하는 데 있다. 클린턴은 하루를 시작하는 시간에는 잠깐 동안 하루의 계획을 점검하고, 하루를 마감하는 시간에는 그날 계획의 성취도를 점검했다. 또 제일 효율이 높은 시간을 골라 가장 중요한 일에 집중했다.

4) 장기 · 중기 · 단기 목표를 세우고 목록마다 우선순위를 정한다

가장 중요한 일은 A, 다음은 B, 덜 중요한 일은 C로 분류한다. 또한 A도 A-1, A-2, A-3…… 이런 식으로 세분화한다. 여기서 제일 중요한 일인 A-1을 효율 있는 시간에 해결하면 정해진 시간 안에 적어도 반드시 해야 할 일만큼은 완수하게 된다.

5) 기상 시간을 일정하게 지킨다

숙면하려면 매일 같은 시간에 취침하고 같은 시간에 기상해야 한다. 낮잠도 같은 시간대에 짧게 자는 것이 좋은데, 특히 기상 시간은 엄격하게 지키는 것이 중요하다.

새벽을 속독으로 채워라

새벽의 4시간은 우리가 각자 누릴 수 있는 인생 최고의 잉여 시간으로, 매일 쏟아지는 새로운 지식을 습득하기에 충분하고도 알맞은 시간이다.

조금만 한눈을 팔아도 이미 저만치 가 버린 변화의 세상에서 학습 능력을 획기적으로 향상시킬 방법 중 하나는 새벽 독서이다. 직장인이라면 새벽 시간 이외에 독서할 시간을 내기가 어렵다. 그래도 독서하지 않고는 새로운 정보를 체계적으로 습득할 방법이 마땅치 않다.

그렇다면 책을 볼 때 정독이 좋을까, 속독이 좋을까? 둘 다 나름대로 장단점이 있다. 경우에 따라서는 꼭 정독을 해야 하는 책도 있으나 최근 독서에 관한 연구에 따르면 속독을 하면 정독하는 것에 비해 세 가지 기능이 향상된다고 한다.

첫째, 집중력이 향상된다. 보통 독서에서는 집중력이 지속되는 시간이 독서를 시작한 후 10분 정도인데 속독을 하면 20분으로 늘어난다.

둘째, 지능과 기억력이 향상된다. 전체적으로 문장을 보면 종합 사고력이 늘고 사고력이 증가하여 곧 기억력 향상으로 이어진다.

셋째, 독해력, 즉 이해력이 향상된다. 속독을 하면 정신이 집중되면서 그에 따라 이해력도 향상된다.

그럼 속독을 어떻게 하면 좋을까? 속독의 원칙은 사진을 찍듯이 눈으로 전체 문장을 찍어 뇌로 전달하는 것이다. 독서는 혀나 입술로 읽는 것이 아니라 머릿속으로 읽는 것이므로 글자를 따라 시선을 옮길 때는 고개를 움직이지 않되 문장의 의미를 파악하기 위해서라도 시선을 멈추지 않는다. 손가락이나 볼펜 등으로 글자를 가리키지도 말고 한 문단의 처음 글자부터 마지막 글자까지 사진을 보듯 통째로 본다.

보통 책을 읽을 때는 1분에 400~800자 정도를 읽는데, 속독을 익히면 2,100자 이상 읽는 것도 가능해진다고 한다. 책 한 페이지당 600자쯤 된다고 가정하면 속독으로 1분에 4페이지를 읽을 수 있고, 1시간이면 240페이지짜리 책을 거뜬하게 읽을 수 있다.

아침 식탁이 즐거우면 하루가 즐겁다

세상에는 아침을 먹는 사람과 안 먹는 사람, 두 종류의 사람이 있다. 아침을 먹는 사람에게는 쾌적한 수면과 건강 그리고 성공이 뒤따른다.

아주 오래된 과거에는 하루에 한 끼를 먹기도 어려웠던 시절이 있었다. 먹고살기 위해 일해야만 했던 그 시절에도 사람들은 아침만큼은 꼭 먹으려고 노력했다. 먹을 것이 없어 다른 끼니는 굶어도 아침에는 단식fast을 깨고break 식사를 했다. 그래서 아침식사를 영어로 표현해도 브렉퍼스트 breakfast가 된 것이다.

필자가 강연에서 아침식사를 제대로 해야 잠을 잘 잔다고 말하면 '아침밥과 잠이 무슨 상관이냐'는 반응을 보인다.

생체리듬은 각성리듬과 수면리듬으로 구성된다. 수면리듬이 제대로 작동하려면 각성리듬이 좋아야 한다.

아침을 먹으면 각성리듬이 좋아진다. 일의 의욕도 넘치고 해결할 사안들에 대해서도 바른 판단을 내릴 수 있게 된다. 잠자는 동안 소모된 에너지를 아침에 가장 많이 공급받아야 할 기관이 바로 두뇌이다. 아침식사를 하는 사람이 하지 않는 사람에 비해 평균 건강지수가 10% 더 높고 비만도는 10% 낮다. 또 숫자 암기력과 어휘 구사력은 5% 정도 차이가 난다.

아침을 굶으면 점심때 폭식하게 되고, 폭식으로 인해 나른한 오후를 보내다가 저녁이 되면 또 과식한다. 저녁식사 후에 야식까지 곁들이면 결국 하루에 세끼를 다 먹는 셈이다. 이런 식사법은 내장을 더 피로하게 만들고 그 피로를 풀기 위해 잠은 더 늘어난다. 이런 이유로 아침식사를 잘해야 저녁 잠자리도 편하다는 것이다.

아침은 황제처럼 먹자. "아침은 진수성찬으로 왕처럼 먹고, 저녁은 거지처럼 소박하게 먹어야 한다." 필자의 할머니가 늘 해 주신 말씀이다.

또한 아침은 전투에 나가는 군인처럼 허겁지겁 먹지 말고 의식적으로 천천히 잘 씹어서 먹어야 한다. 음식을 씹을 때는 양쪽 어금니를 골고루 사용해야 턱 관절에 무리가 가는 것을 피할 수 있으니 아침부터 고기나 딱딱한 음식을 먹는 것은 피하고, 푸른 채소를 먹어 두뇌 활동에 필요한 영양소를 섭취하도록 한다.

식사에 대한 유명한 몽골 격언이 있다.

"아침은 너를 위해 먹고, 점심은 친구들과 나누어 먹으며, 저녁은 적들에게 적선하여라."

아침은 진수성찬으로, 저녁은 초라하게 먹는 것이 좋다. 잠자기 직전의 기름진 음식은 위에도 부담을 주어 잠자리가 편하지 않게 된다.

벌떡 일어나 현실을 장악하라

눈을 뜨자마자 지체 없이 이불을 걷어치우고 일어나야 한다. 5분만 더, 10분만 더 하는 식으로 미루다가는 결코 단시간 수면자의 축복을 누릴 수 없다. 새벽 시간은 낮 시간과 밤 시간의 3배만큼의 가치가 있는 반면, 그만큼 빨리 지나간다. 잠은 깼는데 누운 채 머뭇거리다가는 아까운 시간을 다 낭비하게 된다.

그냥 잠에서 깨는 것은 중요하지 않고 어떻게 일어나느냐가 대단히 중요하다. 우울증 등 정신적 외상을 가진 사람들은 잠에서 깨는 시간이 병의 진행에 가장 큰 영향을 미친다. 그들은 눈을 뜨면서 잠으로 망각하고 있던 냉엄한 현실을 의식하게 된다.

심리적인 병은 인지 체계를 왜곡하거나 특정한 방향으로 고착화하는 데서 비롯된다. 이러한 병에 걸린 사람들은 눈을 뜨자마자 보이는 현실을 밝게 보지 못하고 어둡고 괴롭게 본다. 차라리 눈을 뜨고 싶지 않다고 생각하기도 한다. 정신이 들었는데도 눈을 감고 침대 속에서 몸을 더 웅크리며, 그럴수록 정서적 상처는 깊어진다.

장수하다가 세상을 떠난 독일의 철학자 칸트는 밤 10시면 취침하고 새벽 5시면 일어나 산책하며 사색했다. 칸트에게 새벽은 철학의 관심을 존재론에서 인식론으로 대전환하게 한 귀한 시간이었다.

필자도 정확히 4시면 일어난다. 눈을 뜨면 먼저 손으로 얼굴 전체와 관자놀이, 눈의 순서로 마사지하고 귀를 주물러 준다. 다음에는 양발을 잡아 돌리고, 엄지발가락과 둘째 발

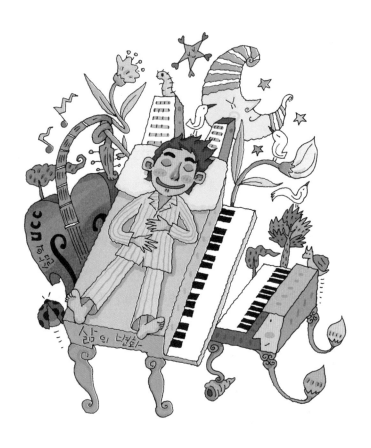

가락을 양옆으로 튕겨 준다. 이렇게 하는 것만으로도 새벽
공기를 가르며 2㎞를 달린 것과 유사한 각성 효과를 얻을 수
있다.

　이불 속에서 머뭇거리지 말고 벌떡 일어나 창문을 열고
신선한 새벽 공기와 환한 태양을 마주하라. 그렇게 긍정적
으로 하루를 맞이하면 점차 삶이 행복해질 것이다. 수시로
가슴이 두근거리고 어지러워 반드시 안정제를 먹어야 했던

한 여성이 새벽 시간을 잘 관리한 덕분에 마침내 비정상적이었던 생활에서 벗어난 일도 있었다.

새벽은 그야말로 일체유심조의 진리를 가르쳐 주는 위대한 시간이다. 새벽의 귀중한 시간을 이불 속에서 꼼지락거리며 낭비할 수는 없다. 자, 모든 것은 마음먹기에 달렸다. 사랑도, 미움도, 행복도, 불행도 어떻게 생각하느냐에 달려 있다.

미국의 대통령이었던 링컨도 마음을 다스리지 못할 때가 있었다. 자신의 결혼식 날 하객들이 먼저 와 있는데도 방 안에 틀어박혀 자기 신세를 한탄했다. 그 당시 링컨은 하는 일마다 실패했다. 그리고 겨우 좌절의 늪에서 헤어 나오며 한 가지 비법을 개발했는데, 그것은 자기를 미워하고 일을 방해하는 사람들에게 수시로 편지를 쓰는 것이었다. 링컨은 자기 내면에 있는 분노와 증오의 감정을 편지에 그대로 썼다. 그러나 그 편지를 한 통도 보낸 적이 없었다. 자기 속마음을 적은 편지들을 찢고 잊어버렸던 것이다. 링컨은 이렇게 자기를 다스리고 스스로 학습한 결과 오늘날까지 미국에서 가장 존경받는 대통령이 되었다.

새벽 이부자리 속에서의 결정이 당신의 하루를 지배할 수 있다. '10분만 더, 또 10분만 더 ……' 하다가는 시계를 보고 깜짝 놀라서 허둥지둥 집을 나서게 된다. 지각하지 않으려고 정신없이 회사로 달려가는 사이 이미 하루의 첫 단추는 잘못 끼워지기 시작한다. 머리는 헝클어지고 몸에서는 땀 냄새가 솔솔 풍겨 나온다. 출근길에 정체되어 가다 서다를 반복하는 콩나물시루 버스 속에서도 잠은 쏟아지고, 회사에 도착해서도 몽롱하기는 마찬가지다. 이렇게 시작된 하루는 야근으로 이어지고, 밤늦게 집으로 돌아오면 또 쓰러지는 일상이 반복될 수밖에 없다.

새벽 이부자리에서 과감하게 결정하라. 10분, 20분을 손해보더라도 이불을 박차고 일어나라. 그리고 하루 일정을 점검하고 일의 우선순위와 만나야 할 사람, 연락해야 할 사람, 처리해야 할 보고서를 점검하라. 무엇보다 오늘 하루의 목표를 정하고 어떻게 살 것인지 마음가짐을 굳게 하라. 여유롭게 아침 식사를 즐기고 새벽 출근길을 나서면 일찍 출근하는 사람이 편안한 출근길을 얻게 된다는 진리를 깨닫게 될 것이다. 하루의 삶을 새벽부터 머릿속에 두고 시작하는 사람은 하루를 지배하게 되고, 나아가 인생을 마음먹은 대로 움직일 수 있게 된다. 무엇보다 새벽을 바꾸는 사람은 생각이 달라진다. 적극적이고 자신감 있게 스스로 활력을 찾는 사람이 되는 것이다.

우리 인생에서 가장 많은 시간을 보내는 잠, 그 잠을 스스로 관리해 보자. 단지 불면 때문에 잠에 대해 고민을 하든, 잠이 많아서 힘들어 하든, 또는 스스로 충분히 잘 자고 있다고 생각하든 잠을 관리하고 지배한다는 것은 잠을 제외한 나머지 3분의 2의 인생을 관리한다는 의미이기도 하다. 진정한 잠의 지배자는 시간의 지배자이자 일상의 지배자가 될 수 있다. 나아가 인생 전체를 지배하고 마음에 결심한 대로 살

꼭 기억하세요!

잠을 바꾸고 인생을 바꾸는 수면법

1. 새벽의 1시간은 낮의 3시간과 같다. 새벽 시간을 잘 활용해서 인생을 더 늘려라.

2. 새벽 5시부터 7시까지는 두뇌 회전이 가장 빠른 시간이다. 이 시간이 건강과 부와 성공을 안겨 줄 것이다.

3. 새벽에 일어나서 1시간은 신문과 같이 소극적인 정보를 입수하는 데 보내고, 그 이후에는 결단력과 판단력이 필요한 창조적인 일에 집중하라.

4. 무슨 일이 있어도 아침식사를 하라. 아침식사가 우리의 각성리듬을 좌우한다.

성공하는 사람들의 시간 관리

1. 자신의 인생을 이끌어 나가고 분명한 동기부여를 할 수 있는 목적을 정한다.

2. 달성 가능한 목표를 구체적으로 세운다.

3. 하루 24시간과 일주일 168시간에 대한 시간 계획을 세분화하고 시간 가계부를 적는다.

4. 장기 · 중기 · 단기 목표를 세우고 목록마다 우선순위를 정한다.

5. 기상 시간을 일정하게 지킨다.

아가는 성공자가 될 수 있다. 그 성공의 시작은 다름 아닌 새벽 이부자리에서 갖게 되는 찰나의 생각이다. 이불 속에서는 10분 덜 자는 것이 아쉽겠지만, 그 순간 일어나지 않으면 인생 전체에서는 10년을 허비하는 결과를 낳는다.

작은 변화를 결심하라. 새벽을 깨우겠다는 작은 결심이 나비효과가 되어 당신의 인생에 거대한 물결을 일으키게 될 것이다.

잠자는 기술이 인생을 결정한다

성공하고 행복하게 사는 사람은 잠을 잘 자는 사람이다. 반대로 남들이 부러워할 만큼 성공은 했으나 불행하다고 느끼며 사는 사람은 잠을 잘 못 자는 사람이다. 여기서 잘 잔다는 것은 많이 자는 것을 뜻하지 않는다. 잘 자는 잠은 그 자체도 달콤하지만 그런 잠에서 깨어나 어떠한 일을 할 때 기분이 더 즐거운 법이다.

잠은 참 묘하다. 세상 모든 일은 우리가 더 잘해 보려고 노력할수록 좋은 성과가 나타날 가능성이 높으나, 잠은 잘 자려고 노력한다고 숙면을 취할 수 있는 것이 아니다. 잠이라는 것은 더 많이 자려고 해야 하는 것이 아니라 자연스럽게 자야 하는 것이다. 그리고 지극히 당연한 이 사실을 아는 것이 중요하다. 마치 우리가 공기가 없으면 살 수 없는데도 매사에 공기를 의식하지 않은 채 잘 살아가는 것과 같다.

우리는 인생의 3분의 1을 잠을 자며 산다. 그러나 잠이 우리 인생의 많은 양을 차지한다는 것보다 더 중요하게 생각해야 할 것은 '잠은 삶의 축'이라는 것이다. 잠은 우리 삶의 중심이다. 잠을 못 자고서는 성공할 수도 없고, 겨우 성공했다고 해도 삶에 기쁨이 없다. 설령 조금 기대에 덜 미치는 삶이라도 잠을 잘 자면 기쁨이 넘쳐나게 된다.

잠을 못 자는 사람은 초저녁에 자고도 해가 중천에 뜰 때까지 자리에 누워 있으려 한다. 그러나 잠을 잘 자는 사람은 비교적 취침 시간이 일정하지만 간혹 한밤중에 잠들었어도 새벽에 이불을 박차고 일어날 줄 안다.

다시 강조하지만, 하루에 몇 시간 잤느냐와 같이 수면 시간에 얽매일 필요는 없다. 불면 증세를 호소하는 사람들의 특징 중 하나가 수면 시간에 지나치게 예민하다는 점이다. 또한 잠자리에 들기 전부터 벌써 잘 잘 수 있을까를 염려한다. 이런 측면에서 불면증도 자기학대의 일종이라 할 수 있다. 잠에 취해 누가 업어 가도 모르는 3, 4단계 중에 15분 내외가 있다. 모든 근육이 완전히 풀린 '무긴장증 상태'를 보인

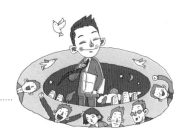

다. 이런 '완벽한 이완 상태'는 하룻밤 잠자는 도중에 누구에게나 지나간다. 따라서 불면증이란 실체 없는 신경증에 불과하다고 할 수 있다.

수면 상태의 느낌은 주관적이다. 빌 게이츠를 보라. 일각에서는 새벽 3시에 일어나는 그를 수면 장애자라고도 했다. 그러나 그가 발휘한 뛰어난 창의력을 보건대 결코 수면 장애자는 아니었다. 창의력은 지속적으로 숙면을 취한 사람에게 주는 자연의 선물이기 때문이다. 이처럼 수면 충족 여부는 객관적 시각으로만 판단할 수 없으며, 지극히 주관적이면서 동시에 개인적인 습관에 기인한다. 무긴장증 상태의 수면과 생명은 직결된다. 살아 있는 사람은 누구나 무긴장증 상태의 수면을 누리고 있다. 그래서 허상에 불과한 불면증이라는 말 대신 수면 부족이라는 말이 정확하다고 할 수 있다. 생명체에 불면증이란 없다는 사실만 알아도 대부분의 불면증은 해소될 수 있다.

어느 나라에서나 마찬가지겠지만 우리나라의 기업인들은 새벽이슬을 밟기로 유명하다. 그들도 자주 밤 늦게까지 일을 한다. 그런데 어떻게 새벽형 경영자로서 남보다 한발 앞선 삶을 사는 걸까? 그 비밀은 바로 앞에서 강조했던 신기한 '15분'에 있다. 그들은 적게 자도 푹 자는 법을 알고 있는 것이다.

이제 더 이상 잠은 '깨어날 때까지 계속 자는 것'이 아니다. 어학 공부를 하거나 피트니스 클럽에서 몸을 만드는 등의 자기 계발과 관리뿐만 아니라 지금까지 미처 생각지 못했던 잠도 기술이 필요하고 요령이 필요한 관리의 대상이다. 잠을 가치 있게 다루고 그 효과를 생각해 보는 것은 인생을 다루고 관리하는 일이기도 하다.

이 책의 마지막 페이지를 넘기기 전에 당신의 결단을 명확히 해 보라. 백지에 지금까지 자신의 수면 패턴을 써 보고, 잠을 관리하기 위해 구체적으로 바꾸어 나갈 부분이 무엇인

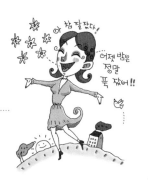

지를 생각해 보라. 또한 그렇게 바꾸기 위해 구체적으로 실행 가능한 것을 하나씩 써 보고 그대로 결심을 하라. 그러고 나서 결심을 꼭 이룰 수 있다는 자기암시를 걸고, 내일 아침부터 10분이든 30분이든 '작은 변화'를 실현해 보라.

잠을 잘 자는 사람은 성격도 좋아지고 생활이 윤택해진다. 이 책은 처음부터 끝까지 자유로운 잠에 대한 필자의 체험적 관점과 객관적 근거를 바탕으로 썼다. 책을 읽는 모든 이에게 완전한 숙면의 자유와 기쁨이 있기를 바란다.

'작은 변화'를 위한 나의 결심

✱ 나의 수면 패턴은 어떠한가?

✱ 수면 패턴에서 바꾸어야 할 것은 무엇인가?

✱ 잠을 바꾸기 위해 구체적으로 실행 가능한 것은
  무엇인가?

✽ 잠을 바꾸기 위한 변화 계획을 세워 보자.

✽ 나의 잠을 바꾸어 인생을 어떻게 설계하겠다는 결심을
  써 보자.

행복한 꿀잠

지은이 | 이동연
발행처 | 도서출판 평단
발행인 | 최석두

등록번호 | 제2015-000132호
등록연월일 | 1988년 07월 06일

초판 1쇄 인쇄 | 2019년 06월 30일
초판 1쇄 발행 | 2019년 07월 05일

우편번호 | 10594
주　소 | 경기도 고양시 덕양구 통일로 140(동산동 376)
　　　　삼송테크노밸리 A동 351호
전화번호 | (02) 325-8144(代)
팩스번호 | (02) 325-8143
이메일 | pyongdan@daum.net

I S B N | 978-89-7343-518-0 03510

값 · 13,000원

※잘못된 책은 구입하신 곳에서 바꾸어 드립니다.
이 도서의 국립중앙도서관 출판예정도서목록(CIP)은
서지정보유통지원시스템 홈페이지(http://seoji.nl.go.kr)와
국가자료종합목록 구축시스템(http://kolis-net.nl.go.kr)에서 이용하실 수 있습니다.
(CIP제어번호 : CIP2019020190)